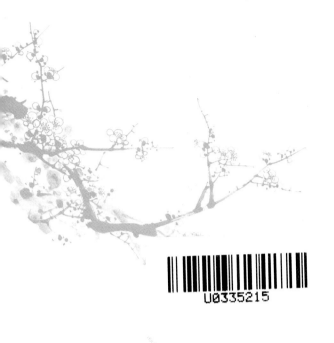

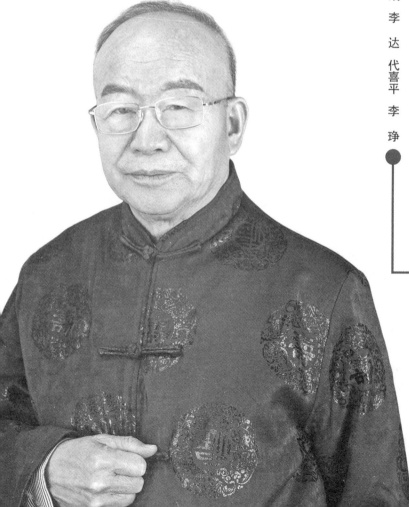

梁冰

主编 李达 代喜平 李琤

岭南血液病辨治经验

U0335215

全国百佳图书出版单位
中国中医药出版社
·北京·

图书在版编目（CIP）数据

梁冰岭南血液病辨治经验 / 李达，代喜平，
李玱主编 . —北京：中国中医药出版社，2021.12
ISBN 978-7-5132-7291-9

Ⅰ . ①梁… Ⅱ . ①李… ②代… ③李… Ⅲ . ①血液病—
中医临床—经验—中国—现代 Ⅳ . ① R259.52

中国版本图书馆 CIP 数据核字（2021）第 231992 号

中国中医药出版社出版

北京经济技术开发区科创十三街 31 号院二区 8 号楼
邮政编码　100176
传真　010-64405721
保定市西城胶印有限公司印刷
各地新华书店经销

开本 710×1000　1/16　印张 14.5　字数 162 千字
2021 年 12 月第 1 版　2021 年 12 月第 1 次印刷
书号　ISBN 978 - 7 - 5132 - 7291 - 9

定价　68.00 元
网址　www.cptcm.com

服 务 热 线　010-64405510
购 书 热 线　010-89535836
维 权 打 假　010-64405753

微信服务号　zgzyycbs
微商城网址　https://kdt.im/LIdUGr
官 方 微 博　http://e.weibo.com/cptcm
天猫旗舰店网址　https://zgzyycbs.tmall.com

如有印装质量问题请与本社出版部联系（010-64405510）
版权专有　侵权必究

《梁冰岭南血液病辨治经验》
编委会

主　编　李　达　代喜平　李　玎

副主编　胡永珍　吴建伟　戴晓峰

编　委　（以姓氏笔画为序）

王　沁　邓艳芳　刘巧萍　苏浩杰

肖　瀚　吴顺杰　陈柳如　林　双

周　红　郑育涛　高　伟　崔徐江

康　涛　梁春灵　葛志红　蒋　群

温楚楚　谢淑红　廖　君　潘一鸣

梁冰简介

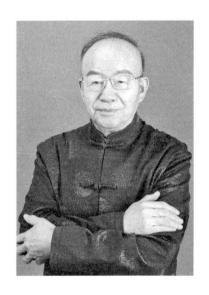

梁冰，1939年12月生于河北省唐山市滦南县，1962年毕业于天津中医学院（现天津中医药大学），教授、主任中医师、博士研究生导师，全国名老中医、中西医结合血液病专家。

梁冰先后被遴选为第二、三批全国老中医药专家学术经验继承工作指导老师、广东省首批名中医师承项目指导老师；曾任河北省廊坊市中医医院院长兼党委书记，创建中医血液病专科并成为全国中医血液专病医疗中心，任首届主任；现任广东省中医院血液科主任导师。

梁冰擅长中医、中西医结合诊治各类血液病，强调临床实践与实验研究相结合，重视病证结合、衷中参西，辛勤耕耘近60年，收获了丰硕成果，积累了丰富经验。先后承担国家"七五"攻关课题"再障贫血肾虚临床与实验研究"，荣获河北省卫生厅科技进步一等奖。创制的"凉血解毒汤"辨治急性再生障碍性贫血成果荣获卫生部乙级科技进步奖。

2000年后，梁冰应邀至广东省中医院，指导并参与建设血液专科。历经20年建设，该科现已成为岭南地区综合实力最强、中医特色突出、西医诊疗技术雄厚的综合性中医院血液专科。

梁冰南下广州后，因岭南地域、人文特点而制宜，在冀北经验基础上，又有岭南的发现、拓展与创新，充实和完善了中医、中西医结合辨治血液病经验体系。比如，将凉血解毒法拓展应用到其他相关优势病种。梁冰投身造血干细胞移植新的领域，尝试并创新"反治法"，用于异基因造血干细胞移植中防治移植物抗宿主病（GVHD），取得了典型案例的显著疗效。

梁冰年逾八旬，精神矍铄，精气神不减当年，出诊看病、阅读文献成为颐养天年的常态，并乐在其中。他帮扶的患者除来自岭南地区，其他各省亦众多。梁冰当年在冀北之名如雷贯耳，如今在岭南之影响依如皓月。其治病救人的丰富经验，实乃病患之幸！

序　一

初识梁冰教授是在 20 世纪 90 年代，他作为国家中医药管理局组织的专家组成员，莅临我院参与三甲示范医院的评审验收。当时吕玉波院长获悉梁冰教授是全国中医血液专病医疗中心主任，特别邀请他在医院中层干部会议上介绍中医血液病诊治经验，参会者均受益匪浅！

2000 年后，梁冰教授退休卸任，我院盛邀他南下广州，聘请为我院血液科教授、主任导师，指导血液科建设工作。2001 年 2 月血液科正式成立，2014 年 11 月血液科由二沙岛医院搬入大德路总院 29 楼，独立成科，逐渐成长壮大为省级重点专科。其中西医结合诊疗水平与造血干细胞移植技术独领风骚，造福了广大血液病患者，梁冰教授功不可没。

梁冰教授莅临广州后，与时俱进，促进中西医结合诊治血液疾病，逐渐形成了岭南特色经验。不但对中医优势病种——再生障碍性贫血（下文简称为再障），因地制宜进行中西医辨治以提升临床疗效，而且在血液肿瘤的中西医结合治疗方面提供了特色优势方案，在造血干细胞移植并发症的防治方面独具特色。

如今，梁冰教授年逾八旬，仍精神矍铄，手不释卷，始终践行衷中参西、融会贯通，坚持每周 5 次门诊和查房，毫无懈怠，唯恐有误于患者诊疗。如此专家，实乃省中医之福，更是患者之幸！

广东省中医院　陈达灿

2021 年 6 月于广州

序 二

30 余年的时光悄然离去，但我与梁冰教授的相识却留下了抹不去的记忆。1988 年秋，当时我在人事处工作，正要下班时，就听到有人以谦和的语声问道："小同志，请问吕仁和副院长办公室在什么地方？我找他商量事情。"话虽然不多，却使我感动不已。从简单的交谈中我得知梁冰教授自 20 世纪 70 年代开启了中医、中西医结合诊治血液病的征程，并积累了丰富的临床经验，尤其是用凉血解毒法治疗急性再生障碍性贫血为国内首创，获得了多项科研成果，为中医药治疗血液病的同行树立了典范。

1999 年我和我的团队首次承担国家"九五"重点科技攻关项目"肿瘤细胞多药耐药逆转剂浙贝母总生物碱开发研究"时，浙贝母散逆转急性白血病细胞多药耐药的临床研究任务有幸得到了梁冰教授的支持。他作为我校中西医结合学科博士研究生合作导师，先后率领 3 名博士生完成了课题临床研究任务，并首次观察到经浙贝母散干预后，患者骨髓细胞 P- 糖蛋白表达下调，临床疗效提高。这一可喜的研究成果为我们团队把"中医药逆转肿瘤细胞多药耐药研究"作为研究方向奠定了坚实基础。

20 世纪末，梁冰教授应邀至广东省中医院，继续引领省中医院的血液科建设。在短短的十几年里，他带领李达教授、代喜平教授顽强拼搏，把一个名不见经传的广东省中医院血液科建设成为远近闻名的华南区域综合实力最强的血液病专科之一。近些年来，我因主持中华中医药学会血液病分会的工作关系，经常与亦师亦友的梁冰教授见面，深受这位83岁高龄老人勤奋好学、与时俱进及融会贯通中西医的精神所感染。他不但因地制宜地丰富了在冀北地区治疗血液病的临床经验，还结合岭南地域气候特点，守正创新地应用岭南医学特色，拓展了中医药治疗血液病思维，特别是在中医药治疗难治性血液病与造血干细胞移植术方面，已经形成独特的岭南医学理论体系，为后辈所推崇。同时，梁冰教授对中华中医药学会血液病分会的工作特别关心和支持，多次提出相关建设性意见，使我为之感动。之所以要为本书写序，一是因为我非常敬佩梁冰教授的人格魅力和学识才华，他对中医治疗血液病工作的挚爱是激励我前进的动力，是工作的源头活水；二是因为我了解这本集理论、实践为一体的图书的具体内容，增长了我很多见识，启迪了我很多科学研究思路。我相信本书的正式出版，对于提高广大中医血液病专科医生的诊治水平会有极大帮助，也能在临床应用中使广大血液病患者终身受益。

中华中医药学会血液病分会主任委员
北京中医药大学东直门医院肿瘤血液科

2021 年 6 月于北京

前　言

先生河北唐山人士，秉承燕赵先辈衣钵，临证崇尚衷中参西，耕耘医林近60载，冀北、岭南经验丰富，形成了中西医结合治疗血液病之特色经验。广东省中医院血液专科"梁冰名医传承工作室"团队成员及学生、弟子众人，历经5年时间，先后搜集、整理、编写了梁冰先生近60年的中医、中西医结合辨治血液病经验丛书，内容涵盖冀北、岭南，突出中医特色，融会贯通中西，已经出版发行《梁冰教授经验集锦：五十载诊治血液病经验》与《梁冰衷中参西血液病经验》，得到业界高度赞誉，读者均获益匪浅。

"梁冰名医传承工作室"团队成员一鼓作气，再接再厉，历经400余天，整理编写了先生悬壶岭南20余年，结合岭南地域、人文特点因地制宜辨治血液病的特色经验，重点突出先生的特色治法。这当中既有冀北凉血解毒治法之岭南拓展，又有因地制宜形成的岭南特色利湿退黄治法；记载了先生从冀北到岭南辛勤耕耘的医路历程，介绍了岭南的发现、拓展与创新，以及众学生、弟子跟师传承的感悟、体会与创新等。

本书乃先生系列经验之三，主要内容是岭南之中医、中西医结合治疗经验。其出版发行旨在弘扬、传播中医特色，可供同道参阅与借鉴，也可供病患传阅以参考。

由于编者学识所限，不足之处望读者不吝赐教，以便再版时修订完善。

《梁冰岭南血液病辨治经验》编委会

2021 年 6 月

目　录

第一章 医路历程

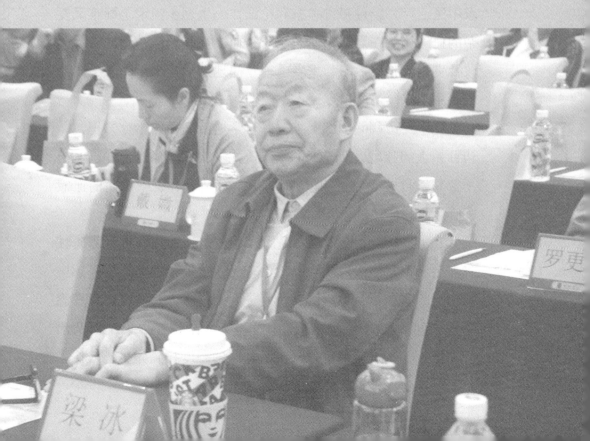

一、情定血液，扎根冀北

20世纪60年代，先生毕业于天津中医学院（现天津中医药大学），分配到当时的天津地区疗养院从事医疗工作，开始了从理论知识到临床实践的转换，也就是这段时间奠定了先生全科临床医疗的基础。

20世纪60年代末至70年代初，先生因工作需要调入河北省廊坊市人民医院——当地最大的综合性西医院，负责创建中医科病房工作。如何在综合性西医院开展中医、中西医结合医疗工作？先生认为必须与已有的其他专科错峰发展才行，如果以常见病、多发病为科室主攻方向，势必难以立足与发展。此外，先生考虑廊坊位居京津之间，如果选择依赖高精尖仪器设备的专科，或者较为成熟的专科，都难以吸引病患来廊坊寻求中医治疗。经过多方考察和论证，先生逐步锁定了疑难又复杂的血液病。在当时，西医学对于血液病尚缺乏精细的诊疗手段及良好的临床效果，患者前往京津地区治疗又承受不了高昂的费用，以及可能出现"人财两空"的结局。

先生一边翻阅中医文献，并自学血液病西医诊疗知识，一边开始大胆接收并创造条件积极地介入中医药辨治血液病患。不曾想，自此开启了50余年的中西医结合、衷中参西的血液病临床与科研生涯。

20世纪70年代初，先生接诊了一位高姓急性再生障碍性贫血患者，京津大医院均已诊治，无效且依赖输血，反复感染与出血，实在承受不起巨额花费了。经过多方打听，患者获悉京津之间的廊坊市人民医院中医科梁冰医生在探索中医药治疗血液病，于是就抱着死马当活马医的态度找到先生，入住了中医科。先生经过望闻问切综合辨析，采用由滋阴补肾、凉血解毒等方药组成的"凉血解毒汤"，并积极配合抗感染与止血、输血等措施综合处理。皇天不负有心人，终于把患者从死亡线上拉了回来，创造了当时中医药辨治血液病的奇迹。从此，先生基于中医对急性再障"急劳髓枯温热"的认识，首创"凉血解毒汤"辨治急性再障经验。

作为当时不治之症的急性再障，其治疗的成功坚定了先生以中医为主、中西医结合治疗的信心及努力的方向。临床上更为常见的慢性再生障碍性贫血（简称慢性再障）患者，其病情易于迁延并长期处于慢性状态，反复依赖输血，先生根据其虚劳血虚的特点，以脾肾为主施治，创新性探索出病程之初、中、后、末阶段，分别施以凉、平、温、热之治法与方药，推出了参芪仙补汤系列，获得了维持稳定、缓解症状、催醒骨髓、逐渐生血的效果。先生承担并完成的国家"七五"攻关课题"再障贫血肾虚临床与实验研究"荣获河北省卫生厅科技进步一等奖，奠定了先生在中医药治疗血液病领域的不可动摇的地位。

血液病在古代医学文献中鲜有针对性的确切记载，先生认为此类疾病临床症状不特异，需要透过现象探索本质，才有望借助中医药治疗取得显著效果。于是先生发奋自学血液病基础知识，从血细胞形态到常见多发血液病的基本理论、诊断与治疗，发现西医治疗血液病存在的不足、难点与痛点，积极开展实验研究，从微观角度介入中医药辨证论治。

从探索辨治再障开始，先生率领当时的廊坊市人民医院中医科团队和在20世纪80年代中期成立的廊坊市中医医院血液科年轻队伍，全方位积极介入血液肿瘤疾病的中西医结合治疗。在白血病的治疗方面，先生大胆创制新的化疗方案，例如治疗急性淋巴细胞白血病（ALL）的 VAMP 方案（长春新碱、甲氨蝶呤、6- 巯基嘌呤、泼尼松等），治疗急性非淋巴细胞白血病的 HOA 中方案（三尖杉酯碱、长春新碱、阿糖胞苷、中药替代激素）等，并中西医结合介入益气养阴之"参芪杀白汤"，取得了增效减毒的效果。其中西医治疗难度较大的急性早幼粒细胞白血病易于并发弥散性血管内凝血（DIC）而危及生命，并呈现全血细胞显著减少，难以实施常规联合化疗，先生提出并贯彻"重病轻取"的指导思想，采取小剂量三尖杉酯碱诱导化疗，联合益气养阴、凉血活血的中药，尤其是使用大剂量丹参注射液以防治 DIC，改变传统给药的方式，让患者平稳度过危险期。上述成果先后发表在《中华内科杂志》《中医杂志》等，获得业界尤其是京津地区西医权威专家的认可与好评。

临床上常见的出血性疾病，如免疫性血小板减少症（ITP），激素治疗的不良反应较多，丙种免疫球蛋白干预不但费用昂贵，而且疗效呈现一过性。先生应用经方小柴胡汤从少阳肝胆郁火辨治，获得提升血小板、减缓出血的良效，随后衍生出"柴胡木贼汤"经验方，形成冀北从肝辨治的特色经验。

自 20 世纪 90 年代开始，伴随着现代医学对疾病性质的研究进展，从衷中参西角度，先生对于出血性疾病从"瘀血内阻、血不归经"的角度探讨其病机本质，介入活血化瘀治疗，获得了意想不到的效果。例如急性早幼粒细胞白血病伴发的弥散性血管内凝血，易于反复多部位渗血不止，先生采用丹参注射液，且逐渐加量干预，获得活血止血效果。针对脑血管疾病中的出血性中风，先生以此学术观点指导临床实践，采用丹参注射液联合刺五加注射液等活血化瘀手段干预，促进了颅内出血的吸收，使患者得以早日苏醒而康复。

二、南下广东，技传岭南

2000 年，跨入了新世纪，先生年逾花甲，亦到了退休年龄，卸下行政事务之后，本着内心的愿望，要以中医药辨治帮扶东南西北中区域，甚至境外的患者。先生常常思考：冀北经验是否适合其他地区？如何因地制宜辨治并随症加减以提高疗效呢？

这种想法源于 20 世纪 90 年代中后期，国内启动了各类医院等级评审，先生应国家中医药管理局的邀请，带队专家组莅临广东省中医院评审验收三甲医院。也就是这个时候，先生与广东省中医院前党委书记兼院长、现为终身名誉院长的吕玉波有缘结识。尽管广东省中医院是岭南最大的中医院，被誉为"南粤杏林第一家"，在全国影响颇大，遗憾的是尚未建立血液科病房，因为此专科比较特殊。当时，吕玉波院长盛邀先生，在卸下院长担子退休之后，南下岭南加盟省中医院，帮助建设并发展血液专科，先生欣然同意。

2001 年春节刚过，年味儿尚未退尽，先生践行前言，带着高徒李达南下岭南。先生此行为了实现一个梦想，即如何以中医药辨治帮助岭南区域，包括港澳台乃至境外患者。冀北经验是否适合岭南？岭南血液病患者的疾病谱是否与冀北相同？患者的病证表现及体质有何区别？先生期望开启一番新的辨治特色，最终形成适于全国乃至更广泛区域的血液病辨治方案。

广东省中医院血液专科设立伊始，安排在二沙岛分院的内分泌科病区内，从其中一个医疗组起步。专科在先生指导下，由李达副主任医师负责具体收治血液病患者，开启了血液病房从无到有的历程。2004年11月血液科独立成科，搬回大德路总院新建的病房大楼29楼，成为一个拥有独立病区的科室。

秉承省中医院"西医跟踪得上，中医站在前沿"的发展理念，血液科自独立以来，匹配了西医全方位诊疗技术，并不断接轨现代医学先进诊疗方案。在中医特色方面，先生带领科室骨干在传承既往中医、中西医结合经验基础上不断探索，逐渐形成特色和优势，系统地诠释了常见多发血液病病名及病机本质。针对先生最具特色的凉血解毒汤方，专科进行了造血调控方面的实验研究，显示其具有良好的免疫调节造血效应。专科在不断完善并跟踪西医诊疗基础上，于2005年4月开展了造血干细胞移植工作，逐步开始探索围移植期中医辨治。血液专科在先生指导下，从无到有，从弱到强，逐渐发展壮大。现如今，血液专科形成了一支老中青结合、医教研并进、具有较强创新能力的专科队伍。

血液专科目前是广东省中医血液病临床重点专科，国家中医药管理局"十二五"中医重点专科协作组成员单位，华南地区唯一大规模开展中西医结合造血干细胞移植技术的血液科室。2014年血液科获得中华骨髓库无关供者造血干细胞移植资质，2016年血液科成为广东省卫健委青年文明号单位，2018年血液科获中国中医医院最佳临床型专科血液病科。

血液专科设立了血液肿瘤、造血干细胞移植、紫癜贫血三个亚专科，积极开展并不断探索中医、中西医结合诊治常见多发造血系统疾病。自2005年以来，专科广泛开展了各类造血干细胞移植治疗，年移植人数达80例左右，移植技术达到国内先进水平。

在中西医结合诊治血液肿瘤疾病方面，专科充分利用现代医学技术，对急性白血病进行细胞形态学（morphology）、免疫学（immunology）、细胞遗传学（cytogenetics）和分子生物学（molecular biology）分型（MICM）精确诊断，并依据预后分类进行规范化、个体化治疗，结合造血干细胞移植治疗、分子靶向治疗、抗甲基化治疗、砷制剂治疗等，提高了完全缓解率和长期无病生存率，起到了增效减毒的作用。专科依据患者个体情况，对多发性骨髓瘤进行分层、分期治疗，结合蛋白酶体抑制剂、免疫调节剂、造血干细胞移植、中医药治疗等，提高了缓解深度和质量，延长了患者生存期，提高了生活质量。

中医药治疗免疫性血小板减少症方面，专科秉承先生经验，博采众家之长，逐渐摸索出从肝脾论治的经验，以调肝扶脾方药辨治后，有效减缓出血症状，逐步克服激素等依赖，逐渐提升血小板，并减少西药的不良反应，提高患者生活质量等。

专科在先生指导下，先后参与了国家重点基础研究发展计划（973计划）、国家中医药管理局行业专项，承担了广东省自然科学基金、广东省科技计划等课题30余项。专科成员编著、参编学术著作及教材10部，以人民卫生出版社出版发行的《专科专病名医临证经验丛书——血液病》《专科专病中医临床诊治丛书——血液科专病》为代表；发表学术论文120余篇，培养研究生50余名。

三、因地制宜，独辟蹊径

岭南是以五岭为界，位于我国最南部，地处南疆边陲，泛指两广、海南、港澳等区域。岭南属东亚季风气候区南部，呈现热带、亚热带季风海洋性气候，以高温多雨为特征。北回归线横穿岭南中部，日照时间较长，辐射较多。

自古以来，中医就有天人相应的观念。《灵枢·邪客》云："此人与天地相应者也。"岭南炎热多湿的气候地理环境直接和间接地影响着人的体质：一则长期湿热影响脾胃运化，容易酿成湿困脾胃，二则容易形成湿热病邪，侵犯人体而引起湿热或温热夹湿之证，从而形成具有阳热、脾湿和气阴虚的体质特点。体质类型的偏向性，常常在人体发病后结合病理变化而显现出来。

先生南下岭南，逐渐感受到岭南与冀北之不同。患者在各类血液病症状基础上，常伴脾虚多湿征象。先生遂提出因地制宜辨治血液病的观点，随着临证实践的不断深入，逐渐摸索出不同于冀北的岭南经验。

骨髓衰竭综合征之再生障碍性贫血属于中医学虚劳血虚范畴，岭南患者易于呈现"阳热"表象而虚不受补，在冀北常用的温补类药味用于岭南患者易于呈现"热气"。对此"热气"动血耗血之虞，先生因地制宜，调整思路与治法。例如，先生把冀北常用的参芪仙补汤加味活血化瘀治法用于慢性非重型再障的治疗中，发现部分患者易于呈现"热气"而效果欠佳，遂调整思路，不断摸索，演变为岭南的参芪四物汤加味祛湿治法，并随症加减用药，不但保持了良好效果，亦突出了岭南特色。与此同时，最具先生特色的当属治疗"急劳髓枯温热"的严重型再障之特色方药凉血解毒汤，在保留凉血解毒、滋阴补肾的冀北经验基础上，先生结合岭南特点加味健脾祛湿药味，用于岭南急重型再障强效免疫抑制治疗后的序贯中医调治，获得佳效。此法逐渐推广用于慢性再障的初期阴虚型者和常见出血性疾病如免疫性血小板减少症、过敏性紫癜之类，以及各类急性白血病化疗后骨髓抑制期，收获减缓症状、稳定病情之良效，为进一步恢复血常规奠定了良好基础。

岭南常见多发的慢性血液疾病在原有疾病表现的基础上，常常兼夹脾虚湿蕴之象，或由于患者的体质基础，在病程不同阶段呈现脾虚湿蕴的表象。先生对脾虚湿蕴详加辨证而随症加减，常获事半功倍之效。

对于颇具岭南特色的疾病如 α 型地中海贫血更是如此，呈现一派脾虚湿蕴征象。结合冀北的经验，先生治以健脾祛湿为主，辅以益肾活血，并衷中参西，中西医结合治疗，获得良好的增效减毒效果，进而减缓溶血，改善贫血。

南下岭南之后，先生接触的造血干细胞移植患者越来越多。依照中医医理，先生衷中参西，反复实践，综合辨析，针对患者易于出现的移植物抗宿主病的并发症，施以凉血解毒、健脾祛湿治法，随症加减而获效。

在冀北经验基础上，先生结合岭南患者体质特点，逐渐探索出一套有别于冀北的经验，体现衷中参西的思路与方法，增效减毒，造福广大血液病患者。

四、衷中参西，与时俱进

时间如白驹过隙，先生入粤二十余载，不忘初心，始终秉承衷中参西理念。对于中医古代文献，先生温故而知新，对于西医进展，先生时常翻阅《中华血液学杂志》《中华内科学杂志》等，不断吸收新的知识，并勤于思考，探索中西医融合，旨在促进增效减毒。

伴随着临床辨治的逐步深入，先生创建了颇具岭南特色的中西医结合特色疗法，创新性地开展了诸如益气养阴解毒中药辅以"四药一日"节拍式化疗，获得了增效减毒、带病长期生存和提高生活质量的效果；清热利湿解毒中药辅以羟基脲、反应停治疗 α 型地中海贫血，获得了改善贫血、脱离输血、显著提高生活质量的效果。

同时，先生发掘了一些特色中成药用于治疗血液病，效果颇佳。诸如清热解毒类安脑片/丸，原来用于热病之类，先生用此治疗伴有发热的白血病患者，在退热的同时，意外发现其降低白细胞的作用，受此启发，依照药物组成分析其中雄黄、黄芩类药味的抗细胞增殖效应，于是逐渐用于慢性骨髓增殖性肿瘤；岭南患者易于脾虚湿蕴，日久化热，湿热夹杂，先生用由片仔癀衍生的八宝丹胶囊治疗，清热利湿，效果良好。

先生之医路近六十载，其中冀北近四十载，岭南二十余载，南北行走，悬壶济世，治病救人，积善行德。先生不忘衷中参西之理念，与时俱进，砥砺践行中西医融合之诊疗模式，不断追求增效减毒之临床疗效。

第二章　因地制宜辨治特色

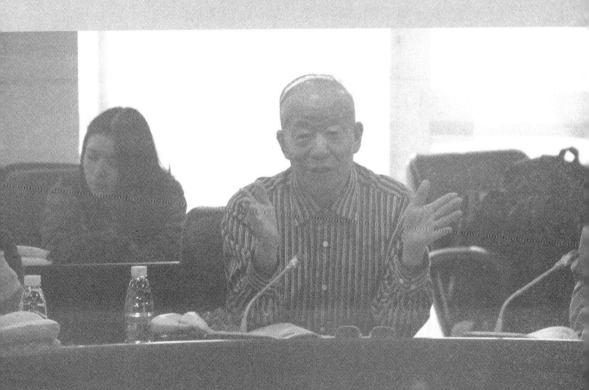

一、岭南因地制宜辨治血液病经验

先生认为，以京津冀为主的北方区域属于亚温带气候，四季分明，而以粤广为主的岭南区域属于亚热带气候，夏天长，春秋短，冬天不过十几天。

《黄帝内经》指出：人类必须适应一年四季的气候变化而养生，四时阴阳的变化是万物生命的根本，顺从阴阳的消长就能生存，逆之则生命缩短或生病而死亡。《素问·异法方宜论第十二》指出：我国地域广阔，东、南、西、北、中央五方的地理环境、自然气候及人的生活习惯不同，对人体生理活动和疾病的发生都有影响。所以，治疗疾病必须因人、因地、因时而制宜，方可收到好的效果。

中医药是我国历代人民在与大自然和疾病做斗争中形成的智慧结晶，既有系统的理论，又有丰富的临床经验，为中华民族的繁荣昌盛作出了不可磨灭的贡献。恰如毛泽东主席所说："中国医药学是一个伟大宝库，应该努力发掘，加以提高。"任何科学都在发展，中医药也是一门科学，也要发展。正如习近平总主席所讲的，"发展才是硬道理"。中医药发展要做到"继承不迷古，创新不离宗"，就要借助现代科学的发展成果。

血液病的治疗亦是如此。先生从事血液病临床近 60 载，足迹遍及冀北与岭南，积累了丰富的经验，尤其是在岭南的 20 余年。珠三角乃至粤港澳是块宝地，经济上位居全国前列，起到排头兵的作用，医疗资源十分丰富，人民又喜爱中医，给了先生向同道学、向群众学、向文献学的好条件。先生对血液病的诊断、治疗、善后、养生有了新理念，取得了可喜的临床成果，对部分疑难血液病的治疗取得了良好效果。

二、精准辨病，随症加减

先生以为，要使中医面向未来并走向世界，必须在精准辨病上下功夫。何为精准辨病？简单来讲就是现代医学范畴的疾病诊断务必明确，其诊断标准不是经验性的个人意见，而应该是最新的专家共识性指南。

在西医精准辨病的基础上，再施中医辨证论治。先生认为，中医的辨证分型是对不同疾病、不同阶段、不同时期的症状、体征等客观变化的高度概括，这种概括凭患者特有的病证和检测结果而得出，而不是通过主观判断得出。医生通过反复的临床实践，找出一定的规律，总结出治疗的有效方剂，从有效方剂中找出有效药物，到一定程度后通过药理研究，走向提取、合成发展的成药道路。屠呦呦研究开发用于治疗疟疾的青蒿素，就是从青蒿类植物中成功提取，而获得诺贝尔生理学或医学奖！

就当前而言，这是中医走向世界的必经之路。

三、抓住苗头，总结规律

从 20 世纪 70 年代的第 1 例急性再生障碍性贫血（下文简称急性再障）之辨治成功，其后先生历经 8 年，系统完成了急性再障 40 例临床研究，相关资料（包括有效、无效、死亡的病例）得到协和医院张之南（前中华医学会血液学专委会主任委员）等四位专家为期一天的详尽审读，取出了 35 例典型病案供专家组鉴定。专家组鉴定认为：所选病例符合全国急性再障的诊断和疗效标准，临床治愈和缓解率达 64%，总有效率达 70%。这一成果当年被评为河北省科技进步二等奖，次年又被卫生部、国家中医药管理局授予乙等奖（部级），并在《健康版》头版刊出："开创了中医治疗急性再生障碍性贫血的先河。"

1986 年，在各级领导的支持下，先生主持创办了以诊治血液病为核心的廊坊市中医医院，病床逐渐扩大到三个病区，拥有 150 张病床，经国家中医药管理局验收通过，正式挂牌为"全国中医血液专病医疗中心"。

2001 年先生从医院的领导岗位上退居二线，应邀受聘于广东省中医院，创办了血液科，成为专科的主任导师、终身外聘教授，定期查房，并出专家门诊。因病房的床位所限，先生主攻并擅长的凉血解毒法辨治急性再障就以专家门诊为主，先生锲而不舍地继续急性再障（SAA-Ⅰ）的临床观察研究。从 2008 ～ 2020 年，根据急性再障的临证表现，中医界将其概括为"急劳髓枯"（早在 1982 年全国中西医结合血液学年会上，先生提出以"急劳髓枯温热"作为急性再障的中医病名概括）。先生前后辨治了抗胸腺细胞球蛋白（ATG）治疗后无效和效果不佳的病例 13 例，施以凉血解毒汤为主治疗，获得 12 例治愈、1 例明显进步的佳效。同时又针对 43 例未行造血干细胞移植/ATG 等治疗的 SAA-Ⅰ 病例，在基础免疫抑制剂环孢素联合十一酸睾酮治疗的基础上，积极介入凉血解毒汤辨治，其治愈率为 72%，总有效率为 80%。

先生来粤之后，逐渐体会到岭南地区，尤其是珠三角一带，经济发达而患者条件好，其气候特点是夏季炎热，雨水偏多，气候潮湿，湿度偏大，热伤气，湿伤脾，如果长时间以凉血解毒汤治疗，方中羚羊角粉、商陆、地锦草、贯众、竹节参之类苦寒易于伤脾，故常加味健脾利湿之黄芪、白术、柴胡、枳壳。

先生强调急性再障的支持疗法尤为重要。急性再障起病急，进展快，贫血严重，对于血红蛋白低于60g/L（老年人血红蛋白低于70g/L）的患者，必须及时输注红细胞以改善贫血。对于血小板低于（10～20）×10^9/L，和（或）伴有出血者，必须预防性/治疗性输注机采血小板。当患者发生严重感染，检测C-反应蛋白和降钙素原等炎症因子明显升高时，都必须给予抗生素，且要重拳出击，广覆盖地杀菌治疗，直至体温降至正常、降钙素原小于0.2μg/L时才能停药，这也是中医所谓"急则治其标"。

先生指导徒弟李达主任在广东省中医院中心实验室对凉血解毒汤进行实验研究，发现凉血解毒汤对造血负调控因子IFN-γ、TNF-α、IL-Ⅱ有明显抑制作用。先生在廊坊市中医医院的团队成员也进行了实验研究，其结果发表在《中医杂志》2007年第48卷第3期，结果显示凉血解毒汤通过下调IFN、SIL-2R含量而促进造血功能的恢复。现代医学研究认为，T淋巴细胞异常活化、功能亢进造成骨髓损伤，在原发获得性再生障碍性贫血（AA）发病机制中占主要地位。这一观点与凉血解毒汤治疗急性再障的实验研究结果相符合。

四、从偶然发现寻求必然规律

2006年8月，一父亲带着8岁小孩就诊，该患者属于难治、复发的急性淋巴细胞白血病，经几家医院多次联合化疗，均无好的效果，经人介绍慕名寻求先生治疗。

先生认为，目前文献中尚无对急性淋巴细胞白血病成功治疗的大宗病例报道。该患者白细胞30×10^9/L，先生认真检查后，结合患者反复发热，就想到中药安脑丸（由15种药物组成，其中含有雄黄等抗肿瘤药物3种），在征得家属同意后对患者尝试口服治疗，日3次，每次4片。患者服药1周后复诊，复查血常规，结果出人意料，白细胞降至$0.8×10^9/L$。患者精神好，饮食、二便正常。

先生从这偶然的发现，探究是否存在内在的抗白血病临床效应。能否应用于相关的白血病呢？先生联想目前中药来源的砷剂（三氧化二砷、复方黄黛片等）具有显著的抗急性早幼粒细胞白血病（APL）作用，由于不便于门诊应用，或者价格昂贵，患者不易接受等，于是先生尝试把安脑片用于难治、复发或拒绝规范住院治疗的急性早幼粒细胞白血病，并进行临床观察，收获了不错的效果。例如患者张某，女性，64岁，仅做过一次化疗，因不能耐受而寻求中医治疗。从2004年5月17日就诊开始，先生就让患者口服安脑片（日服3次，每次3片），并配合扶正培本汤药辨治调理。药后患者血常规逐渐恢复正常，且无任何不适。患者坚持上述中医药治疗连续5年，一切良好，随访至2020年底，已生存16年。尽管患者拒绝骨髓等检查，但血常规正常，正常生活。

之后，先生从2009～2020年在门诊观察治疗APL23例，其中男性11例，女性12例；年龄4～15岁5例，18～40岁9例，41～50岁6例，51～64岁3例；生存时间7～16年，均未复发。这一结果说明，长期服用安脑片对APL有很好的维持治疗、防止复发效果。

同时，先生将此方法拓展应用于其他类型的白血病治疗中。1例急性髓系白血病（AML-M5），胡某，女性，53岁，住某院施化疗未满一个疗程，因患者不能耐受，转而寻求先生门诊以中医为主治疗。先生全面检查后，征得患者及家属同意，单纯中医治疗：扶正祛邪汤药配合安脑丸、八宝丹胶囊以解毒抗癌、清热利湿。患者坚持治疗5年，电话随访至2020年底，已长期生存8年余，血常规正常，身体健康，从事家务，无任何不适。

APL和非M3的急性髓系白血病治疗成功案例显示，上述中药对急性白血病有很好的扶正祛邪效果，花钱少，但要长期观察。

五、固本澄源是治疗急性髓系白血病的重要法则

急性髓系白血病常规施以标准联合化疗1～2个疗程获得完全缓解之后，原方案再巩固强化1～2个疗程，序贯再做两个疗程大剂量阿糖胞苷治疗。大多属于中高危患者，需要实施造血干细胞移植（HSCT）。但临床实践中，或因经济条件所限，或因找不到匹配的干细胞来源等，不能按部就班实施造血干细胞移植。

对此，先生在门诊设计了一个"四药一日"疗法的方案，以求杀灭体内残存的白血病细胞，防止复发。"四药一日"方案：阿糖胞苷500mg，柔红霉素20mg，高三尖杉酯碱2mg，依托泊苷50～100mg，地塞米松10mg，0.9%生理盐水（NS）100mL中静脉滴入，化疗前先输昂丹司琼8～16mg预防化疗引起恶心呕吐。"四药一日"方案第1年1个月1次，第2年2个月1次，第3年3个月1次，对应时间相对较准，3年完成治疗。

先生从2009～2016年，先后观察AML患者25例，男性14例，女性11例，均为成年患者，"四药一日"方案根据

患者具体情况而个体化定制，间歇性施以治疗。此方案患者经济上都能承受，无须住院，均在门诊输液，当日完成治疗，回家服用固本澄源汤药调理，其基础方药为竹节参、黄芪、补骨脂、田七、莪术、黄芩、冬凌草、红豆杉等，如此维持4～5年。

从第4年开始，患者不定期来门诊及电话随访。25例患者中M4为4例，M5为12例，AML9例。其中，1例女性患者陈某，10年后死于心脏病，另1例女性患者张某，53岁时复发，其余患者生存时间均超过5年，最长者10年以上。

"四药一日"疗法并中药固本澄源在联合化疗后的巩固维持治疗方面，对AML患者长期生存起着一定作用。如果不做HSCT而反复化疗，必伤其正，自身免疫功能受到抑制，体内残存的白血病细胞死灰复燃而复发。

此疗法的显著效果见于4例18～20岁的AML女性患者，在病情缓解并施4～6个疗程化疗巩固强化后，坚持单纯服用固本澄源中药辨治调理，现已生存12～15年，正常从事工作，结婚生子，母子健康，像正常人一样生活。

六、科学创新，认真实践

是科学总是要发展，中医也不能因循守旧，墨守成规，拘泥经方古法而一成不变，中医药在临床实践中不断有所发现、有所发明、有所创新。

对α型地中海贫血（又名α-珠蛋白生成障碍性贫血）患者，先生既往多从补气养血、活血化瘀角度施治，但收效不大。2018年6月14日先生接诊一位地中海贫血（α型）患者，关某，男，19岁。患者5岁确诊后，常年依赖输血维持，就诊时血红蛋白重度降低，28g/L，总胆红素 114μmol/L，间接胆红素 99μmol/L，乳酸脱氢酶（LDH）596U/L，肝大、右肋下 5cm，脾大、左肋下 12cm，皮肤巩膜重度黄染。先生未用既往常规之法，而治以"攻坚散结、利湿退黄"之祛邪法。退黄施以茵陈大黄汤，攻坚施以鳖甲煎丸，药用大黄、茵陈、车前子（包煎）、莪术、醋鳖甲（先煎）、黄芩、桃仁、水蛭等，配合中成药八宝丹胶囊（2 粒 / 次，日 3 次，口服），西药予熊去氧胆酸（1 次 250mg，日 2 次，口服）+ 鲁米娜（1 次 30mg，日 3 次，口服），羟基脲（1 次 0.5g，日 2 次，口服），沙利度胺（50mg，每晚 1 次，口服）。经治 1 个月，患者脱离输血，血红蛋白逐渐升至 108g/L，病情显著好转。继续服药至 2018 年 12 月 30 日复诊，肝大消失，脾缩小到肋下 5cm，患者血红蛋白上升至 150g/L。2020 年 8 月随访，患者两年未再输血，回归社会，正常工作与生活。

自此，对 α 型地中海贫血的治疗，不论输血依赖还是非输血依赖患者，先生均施以中药攻坚散结、利湿退黄辨治，并配合西药羟基脲、沙利度胺等综合治疗。现观察 10 例患者，均有不同的治疗效果，从患者症状、体征、舌苔、脉象等各方面看均有好转，有的不再输血，血红蛋白上升，肝脾不同程度缩小，但不如第 1 例关某效果明显。中医治疗 α 型地中海贫血，要注意矛盾的普遍性和个别性，充分体现在辨证施治上，思路上要更新观念，治疗上要不断衷中参西，创新方案。

先生从获得性单纯性红细胞再生障碍性贫血（简称纯红再障）治疗中得到启示。患者孔某，女，33 岁，2014 年 8 月 19 日因贫血就诊于广州某医院。当时查血常规：白细胞 5.07×10⁹/L，血红蛋白 40g/L，血小板 315×10⁹/L。骨髓象分析：增生低下，粒红比 20.5：1，幼红细胞 2%，中性粒细胞杆状核偏低，血小板易见，淋巴细胞占 51%，形态正常。查 CT 双肺未见异常，前上纵隔未见异常。查心电图为窦性心律，未见异常。自身免疫学检测未见异常，酸溶血、糖水溶血、抗人球蛋白等溶血试验均呈阴性。叶酸、维生素 B_{12}、铁蛋白测定正常。染色体 46XX，未见克隆性结构和数目异常。T 淋巴细胞 CD3$^+$ 为 91.33%，CD4$^+$ 为 26.56%，CD8$^+$ 为 65.20%，CD4$^+$ 与 CD8$^+$ 比值为 0.41。患者确诊为纯红再障，西药治疗效果欠佳，于 2017 年 7 月 10 日至先生门诊寻求中医辨治。患者面色苍白，倦怠乏力，心悸气短，呈重度贫血貌，血常规提示血红蛋白 45g/L，血小板 335×10^9/L，舌质淡，苔薄白，脉细数无力。西医诊断获得性纯红再障；中医诊断虚劳病——髓枯血虚。先生施以滋阴补肾、凉血解毒的凉血解毒汤加减：羚羊角粉（冲服）、牡丹皮、生地黄、黄芪、鹿角粉、商陆、紫河车、人参等，并衷中参西，中西医结合治疗，配合甲泼尼龙 12mg/d 口服，肌肉注射胸腺五肽 10mg/d，治疗 8 个月，到 2018 年 3 月，网织红细胞上升至 2.12%，绝对值上升至 75.72×10^9/L，脱离输血。至 2019 年 7 月，血红蛋白上升至 120g/L，截至 2020 年 7 月，血红蛋白稳定在 130g/L，达到临床治愈标准，患者已恢复正常工作。

覃某，男，40 岁，2007 年因反复发热、咳嗽半年，入住广州某医院。血常规提示白细胞 2.35×10^9/L，血红蛋白 54g/L，血小板 322×10^9/L。骨髓检查：粒系增生活跃，红系增生降低，粒红比 33：1，幼红细胞 1.5%，巨核细胞可见。铁蛋白 1062.83ng/L，红细胞沉降率 66mm/h，抗人球蛋白试验阴性，巨细胞病毒抗体 IgG+，D- 二聚体 407μg/L。患者诊断为获得性纯红再障。2008 年 5 月患者在先生门诊寻求中医治疗，中医诊断髓枯血虚。先生施以凉血解毒、填精益髓的凉血解毒汤加减：羚羊角粉、牡丹皮、生地黄、西洋参、黄精、阿胶、女贞子、旱莲草，日 1 剂，配合西药甲泼尼龙 8mg/d，十一酸睾酮 40mg，日 3 次，胸腺肽 15mg，日 3 次。经系统观察治疗，2009 年 3 月患者白细胞 4.18×10^9/L，血小板 299×10^9/L，血红蛋白升至 122g/L，停药观察 1 年，血常规保持正常，临床治愈。

郭某，女，63 岁，曾因心慌、气短、乏力、面色苍白、贫血入住广州某医院，住院后每周输血。2006 年 8 月患者到我院门诊化验，白细胞 6.4×10^9/L，血红蛋白 65g/L（间断输血），血小板 332×10^9/L，肝脾淋巴结不肿大，骨髓增生活跃，粒系明显，幼红细胞明显降低为 5.5%，淋巴细胞 38.5%，全片巨核细胞 18 个，西医诊断为获得性纯红再障。中医辨证髓枯血虚，中药施以凉血解毒、滋阴补肾治疗，方药与上述 2 例相同。历经 6 个月治疗，患者血红蛋白升至 120g/L，后在门诊取药，经系统观察 1 年后临床治愈。

七、从反治法中得到的启示

中医有通因通用、塞因塞用之法，即打破常规，寻求新路。对一些疑难大病而言，常规治疗不起作用，要寻求新的治疗思路和方法。随着造血干细胞移植在白血病患者身上的广泛应用，越来越多的患者取得了很好的治疗效果，但移植后尤其是异基因造血干细胞移植的患者易于出现移植物抗宿主病

（GVHD），严重者可致死。GVHD是造血干细胞移植到患者体内重建的供者来源的免疫细胞攻击受者脏器造成的损伤，是异基因造血干细胞移植后特有的并发症，属于中医学的"推陈植新"或"吐故纳新"，在此过程中出现以皮肤、肠道、肝胆和血液系统的异常病理变化。

患者张某，女性，46岁，急性粒单核细胞白血病。异基因造血干细胞移植后的148天，供者的淋巴细胞输注后的第31天，出现皮肤、巩膜重度黄染，恶心，食欲不振，肝功能异常，ALT 287U/L，AST 296U/L，GGT 158U/L，ALP 673U/L，TBIL 243μmol/L，DBIL 203μmol/L，TBA 194nmol/L。考虑为移植后并发肝脏急性GVHD，应用甲泼尼龙等免疫抑制剂治疗无效。患者寻求先生门诊中医辨治，停用一切免疫抑制剂，给予和免疫抑制剂相反的胸腺五肽治疗，每天10mg，肌肉注射，2011年12月28日至2012年9月1日共用249支；同步联合香菇多糖4mg/d，肌注治疗。中西医结合退黄治疗，中药茵陈大黄汤：茵陈、大黄、车前子、柴胡、枳壳、赤芍、白芍等，日1剂，水煎服；配合熊去氧胆酸200mg、日2次，苯巴比妥50mg、日2次，八宝丹胶囊2粒、日3次等综合施治。历时304天的治疗观察，患者肝功能等生化指标恢复正常并保持稳定；免疫指标CD4/CD8由原来倒置状态转为1.05，血常规正常，截至2017年，患者停服一切中西药，恢复正常生活。

这例患者造血干细胞移植后从"严重的肝脏急性移植物抗宿主病（aGVHD）状态下"走过来，是中医药和反治法取得的意想不到的治疗效果。这一例aGVHD治疗的成功，得到了中国工程院某院士的肯定，并推荐文章发表。先生从此成功案例中获得启示：对久治不愈或疑难重症者，常规治疗无效，必须转变思路，更新观念，寻求新的治疗方法，即逢山开路，遇水搭桥，但不是违背科学地蛮干。

总之，中医药发展必须衷中参西，治疗上要优势互补，贵在创新，从每种疾病的治疗过程中抓苗头、找规律，反复实践，总结经验，让传统的中医药为我国人民的卫生保健事业作出贡献，让全人类受益。

第三章　岭南特色治法

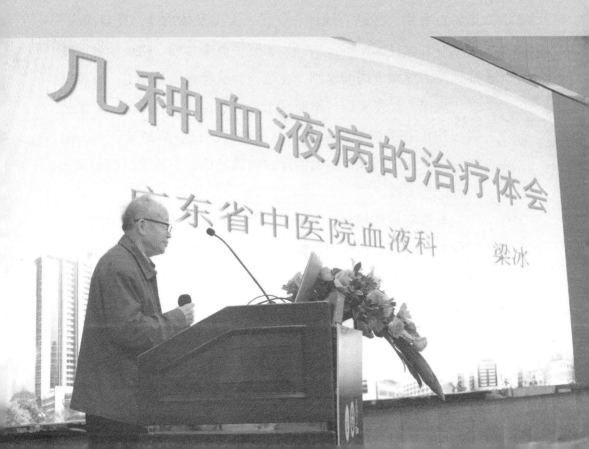

第一节　凉血解毒法

　　凉血解毒法是先生于 20 世纪 70 年代在冀北廊坊偶然发现，并反复探索而开创的特色治法，由此形成的凉血解毒汤辨治急劳髓枯温热型急性再生障碍性贫血获得显著效果，有效防治高热，减缓出血及温热消耗所致的血虚，在稳定病情的基础上，进一步获得生血疗效。经观察，此法用于慢性再障初期阴虚血热亦获佳效。先生承担的国家"七五"攻关课题取得丰硕成果，由此凉血解毒法得到中西医结合学术界的高度评价而被推广应用。

　　2000 年后先生南下广州，发现南北地域的差异，患者临床特点有别，遂结合地理、气候、人文及体质等，反复探索，因地制宜改良凉血解毒法。先生坚持衷中参西、病证结合、随症加减治疗血液病的原则，在把握疾病特点的基础上，遵循其变化规律，反复实践，不断赋予凉血解毒法新的内涵，逐渐拓展应用于各类出血性紫癜，恶性血液淋巴肿瘤感染发热、出血，以及免疫系统疾病的治疗，收效颇佳，丰富了凉血解毒法的理论与实践。

　　本节将以法统病，病证 / 症结合，就凉血解毒法的渊源、历代医家的认识和辨治经验，重点介绍先生在中医血证及现代血液病中的应用，以及发展完善过程，有助于对名医经验的传承，意义深远。

一、凉血解毒法之渊源

先生所推崇的凉血解毒治法及凉血解毒汤，古代文献均有相关记载，通过复习有助于加深对其范畴、内涵及发展脉络的客观认识，也是对这一特色治法的肯定，有助于临证更好地传承和感悟凉血解毒法，以不断提高临床疗效。

首先，何谓凉血解毒法？

凉血即清热凉血，是一种治疗各种营分、血分热证的治法。通常所言血热，即血分之热，或实热，或虚热，或湿热等。血热证是指热入营血，血行加速，脉道扩张，血温升高和血液功能及物质异常改变而引起的症候群，可表现为吐血、衄血、妇女崩漏、内热烦躁、斑疹、痘疹、舌质红绛、脉数等全身性症状，以气血津液、卫气营血功能紊乱为主要特征。血热证与血虚证、血瘀证、血燥证等一样是独立的证候，可互相转化，又可同时并见，相互影响，其中血瘀证与血热证关系密切。清热凉血法一般是运用清营血分之热的寒凉药物，或苦寒，或甘寒，甚或咸寒，常用如生地黄、赤芍、牡丹皮、玄参等，也可辨证加减活血散瘀、益气滋阴等药物。

解毒即解除毒邪，适用于各种邪盛致毒病证。常见毒邪有热毒、寒毒、疫毒、蛊毒、湿毒、瘀毒、痰毒、火毒等。解毒治法包括清解热毒、温化寒毒、消散瘀毒及祛痰解毒等。临床以热毒证多见，常用清热解毒药物如金银花、连翘、板蓝根、蒲公英、山豆根、半枝莲等。

凉血解毒法一般用于血分热邪炽盛，或瘀热蕴结成毒之证，为急则治标之法。凉血有助于解毒，清热解毒有助于血行通畅，促进气血恢复，两者常相互为用。中医内科学则将凉血解毒法归属于清热解毒法，认为其是一种主要用来治疗瘟疫、温毒等热毒炽盛病证的治法，适用于反复高热、烦躁口渴、口气臭秽，或斑疹色紫，或咽喉溃烂，或头面肿大等系列热毒症状。

其实，凉血解毒治法为后人归纳总结而来，主要基于古代医家对于血热病证，如热证、血证、瘟疫、斑疹、痘疹、温病等的认识，从辨治上述血热病证、温热病证的医案方药中，可以洞悉凉血解毒法的丰富含义。有的侧重于清热凉血，有的侧重于清热解毒，有的凉血解毒并重，有的兼顾活血散瘀，有的配合益气养阴等，总体辨治思路类似，用药特点略有差异，各有其独特的理论和实践体会。以下围绕血热、热毒之基本病机，将古代医家对于血热病证的论述进行概述。

中医基础理论认为，热和火均为阳盛之象，其中热为火之渐，火为热之极，热甚则化火。《素问·阴阳应象大论》中云"壮火之气衰，少火之气壮，壮火食气，气食少火，壮火散气，少火生气"，认为少火为生理之火，而壮火为病理之火。病机十九条中属火者五条，属热者四条，将近一半，可见火热为常见甚至主要病机之一，致病广泛；刘完素广其说，力倡"火热"之论，认为"六气皆能化火"；朱丹溪认为"火热出于脏腑"，提倡滋阴治法；清代温病诸家从温热立论，叶天士提出的卫气营血辨证，被认为是外感温热邪气传变的主要规律，等等。

火热之邪易于耗气伤津，内犯营血，出现血热之证。血热证常见病因：外邪如风、热、湿、毒、燥等，皆可化热或郁热；内伤主要为气虚、血虚、阴虚及血瘀致内热。古代医籍中关于血热辨治的记载丰富，《伤寒论》《温病条辨》《血证论》等均有详细论述。其中，《伤寒论》开启了后世血热证辨治的先河。张仲景认为血热证形成，多由寒邪侵犯人体后不得外解，郁而化热或入里化热，波及血分或与血互结所致；也有因"火法"误治，所生变证而为血热。血热证候多样，如出血证、蓄血证及热入血室证等。其中，出血证可表现为衄血、便血、尿血等；蓄血证可见"其人发狂""少腹急结""少腹硬满"等；热入血室证，除发热恶寒外，尚有"胸胁下满"，如"结胸状""下血""昼日明了，暮则谵语"等。张仲景提出了清热凉血、活血化瘀为治血大法，又立透热解表治血、疏达表里调血及针刺疗法为治血热之良法。叶天士《温热论》认为，温病营血分证多是因感受温热邪气，邪气未从卫气分而解，深入营血分而致，如"温热时疠上行气分，而渐及于血分"。其形成有不同途径，如"温邪上受，首先犯肺，逆传心包"，或肺、胃、胆腑的气分邪热不解而"渐欲入营"，或因误治伤阴使得邪热乘虚内陷，如"温邪误表劫津，邪入胞络"，还有伏邪自营血分而发的，等等。温病营分证主要表现为身热夜甚，口干，反不甚渴饮，心烦不寐，时有谵语，斑疹隐隐，舌质红绛，脉细数；血分证则见身热灼手，躁扰不安，甚或神昏谵狂，吐血、衄血、便血、尿血，斑疹密布，舌质深绛等。针对温病营血分证，叶天士提出"……入营犹可透热转气……入血就恐耗血动血，直须凉血散血……"的治疗原则。邪热入营，治宜清热滋阴，佐以轻清透泄之品，使营分邪热转出气分而解。若发展至血分证，热毒炽盛、耗血动血，则需"凉血散血"，该法具有"清、养、散"3个方面的作用。清指清热凉血，血热不除，血不归经，凉血亦可宁血；养指滋养阴血，阴津不复，新血不生，养阴可充养阴津、化生新血；散指消散瘀血，瘀血不去，血不行常道，故用散血化瘀以收止血，并可防凉血寒遏血行。

基于对血热这一基本病机的认识，各医家以清热凉血为治，积累了丰富经验，创制了诸多凉血解毒的经典方剂，如清营汤、犀角地黄汤、化斑汤、清瘟败毒饮等。尤以明清时期，因疫病及痘疹流行，出现了丰富的关于凉血解毒汤的论述，为我们研究凉血解毒法提供了诸多依据。

凉血解毒法最具代表性的方药，如孙思邈《备急千金要方》中的犀角地黄汤，"治伤寒及温病应发汗而不汗之内蓄血，及鼻衄、吐血不尽，内余瘀血，大便黑，面黄，消瘀血方"，由犀角（现用水牛角）、生地黄、芍药、牡丹皮组成，可清热解毒，凉血散瘀，主治各种热入血分证。方中苦咸寒之犀角，凉血清心解毒，为君药；甘、苦、寒之生地黄，凉血滋阴生津，一助犀角清热凉血止血，二则恢复已失之阴血；赤芍、牡丹皮清热凉血、活血散瘀，为佐药。凉血与散瘀并用，热清血宁而无耗血动血，凉血止血而不留瘀。又如余师愚《疫疹一得》中清瘟败毒饮一方，由白虎汤、黄连解毒汤、犀角地黄汤加减而成，可清热泻火，凉血解毒，主治湿热疫毒及一切火热之证。如气血两燔，高热狂躁，心烦不眠，或神昏谵语，头痛如劈，大渴引饮，咽痛干呕，发斑吐血，舌绛唇焦，脉沉细而数，或沉数，或浮大而数等。此外，吴瑭《温病条辨》中清营汤亦是凉血解毒代表方剂之一，由犀角（现用水牛角）、生地黄、玄参、竹叶心、麦冬、丹参、黄连、金银花、连翘组成，主治热入营分证，症见身热夜甚，神烦少寐，时有谵语，目常喜开或喜闭，口渴或不渴，斑疹隐隐，脉细数，舌绛而干。其中，犀角清解营分热毒，为君药；生地黄凉血滋阴，麦冬清热养阴生津，玄参滋阴降火解毒，三药共用，既清热养阴，又助清营凉血解毒，为臣药。温邪初入营分，又加金银花、连翘、竹叶清热解毒、使营分之邪外达。黄连清心解毒，丹参清热凉血、活血散瘀，可防热与血结。再如化斑汤，由白虎汤加清营凉血之品如石膏、知母、生甘草、玄参、犀角、粳米等组成，可清气凉血，主治气血两燔之发斑，症见发热，或身热夜甚，外透斑疹，色赤，口渴或不渴，脉数等。上述所论方药均为凉血解毒治法的重要体现和典型代表。

此外，关于凉血解毒汤在痘疹中的应用亦不少。如《痘科金镜赋》中凉血解毒汤，由当归、白芷、升麻、紫草、红花、赤芍、桔梗、连翘、灯心草组成，主治妇人非经期出痘发热时而血忽至。《赤水玄珠》中提及凉血解毒汤又名凉血化毒汤，由紫草、生地黄、柴胡、牡丹皮、赤芍、苏木、防风、荆芥、黄连、木通、牛蒡子、天麻、红花、甘草组成，主治痘出热不退，红不分地；或痘苗干枯黑陷。《痘疹传心录》中称为凉血地黄汤，组成为当归、生地黄、牛蒡子、红花、木通、赤芍、牡丹皮、连翘、桔梗，主治痘疮血热毒盛。《医宗金鉴》中凉血解毒汤组成为当归、生地黄、紫草、牡丹皮、红花、连翘、白芷、川黄连、生甘草、桔梗，主治痘至结痂之后，毒热郁于血分，当落不落，干燥不润，根色红艳，渴欲饮冷，烦急不宁。此类文献不胜枚举。上述凉血解毒汤均由清热解毒、凉血散瘀的药物组成，生地黄、赤芍、连翘、红花、牡丹皮、血木通、牛蒡子或川黄连，因用于痘疹的治疗，根据痘疹的充盈与塌陷、色泽的鲜红与黑暗，常加减桔梗、升麻、柴胡、荆芥等。

二、凉血解毒法在现代临证实践中的应用

近现代医家对于凉血解毒法的探索从未停止，多用于发热出血相关疾病、急重型肝炎、皮肤病、脓毒血症、放射性组织炎症、亚急性甲状腺炎、过敏性紫癜、风湿免疫疾病及急慢性血液疾病等的治疗。其病因总不离热毒内蕴营血，或夹瘀、夹湿、夹温、夹痰等，临证常见热迫血行，出血紫癜，或热郁血分，发热斑疹；或热耗营阴，气阴不足，等等。识得此血热毒蕴之病机，便可大胆应用此法。

在重型肝炎方面，有研究曾以凉血解毒法为基础治疗慢性重型肝炎黄疸，临床观察发现凉血解毒、清热化湿法和凉血解毒、健脾温阳法治疗慢性重型肝炎阴黄证、阳黄证均有一定疗效，为黄疸的中医治疗提供了思路。在皮肤病方面，有研究认为慢性复发型结节性红斑，因正气不足、营卫气血失调，湿热毒邪反复侵袭而发，病位在气血、肌肤，久病致瘀、入络，缠绵不愈。临床观察以凉血解毒法为基础，用犀角地黄汤合桃红四物汤加减治疗 30 例患者，取得不错疗效。具体方药为：丹参、玄参、牡丹皮、金银花、连翘、紫花地丁、土茯苓、桃仁、野菊花、红花、当归、川芎、败酱草、生地黄、皂角刺等。也有医家认为银屑病的总病机是由血热导致血燥，进而导致血瘀。临床强调治疗宜在凉血基础上，酌加清热解毒之品以助凉解血分之热。且凉血解毒法应贯穿银屑病治疗各个阶段，并适时给予滋阴、利湿、养血、活血、通络之品。常用药物有土茯苓、生槐花、紫草、生石膏、知母、金银花等。此外，凉血解毒法也可用于艾滋病皮肤病变的治疗，有研究针对艾滋病皮肤发痒、起丘疹或脓疱或肿疡，治以凉血解毒，表里兼顾。

用紫草清解血分热毒，丹参凉血活血，金银花、紫花地丁解毒，牛蒡子兼解表邪，配合外用药加强局部解毒之力，取得不错疗效。现代《中西医结合皮肤病学》（河北科学技术出版社2012年7月出版）中也有凉血解毒汤一方，由羚羊角粉、生地黄、玄参、麦冬、牡丹皮、白芍、金银花、黄芩、栀子、白鲜皮、土茯苓等组成，功效凉血清热，解毒祛风，主治急性进行性银屑病、剥脱性皮炎（急性期）、肢端红痛症、丹毒、蜂窝织炎等见有营血毒热证者。临床采用凉血解毒中药和中成药辨治难治性免疫性血小板减少症，其中生地黄清热凉血为君，牡丹皮为臣，与生地黄相须为用，加强清热凉血的作用，太子参养阴益气，三七止血散瘀，土大黄、地锦草、金银花为佐药。诸药合用，共奏清热解毒、凉血止血之功。

三、运用凉血解毒法辨治血液病经验

（一）冀北辨治急性再障，创制梁氏凉血解毒汤

先生是如何将凉血解毒法引入血液病的辨治呢？这源于对临床实践的不断思考，也源于一次偶然的大胆尝试，开创了辨治血液病的一条重要法门。1986年先生于《中医杂志》发表文章，详细阐述了创制凉血解毒汤的过程，其后组织开展了大量临床研究证实这一治法的可行性、有效性，并得到了血液病同行的认可，获得诸多科技成果。

其实1977年以前，先生运用温补脾肾、益气养血的温肾益髓汤治疗慢性再障取得了不错效果，急性再障的治疗一直比较棘手。因此，先生反复思考急性再障的辨治，并大胆进行尝试，打破了这一窘境。1977年5月，先生接诊一位急性再障

女性患者，高热伴严重出血，病情危重，常规治疗无效。先生结合主要症状，通过脏腑辨证、卫气营血辨证综合分析，认为本病属中医学"急劳"范畴，证属髓枯温热，病机为造血之源肾精枯竭，外感温热毒邪，内蕴于骨髓而发，予凉血解毒治法以防髓枯进一步加剧。同时，大补肾阴精血，滋髓以促进造血恢复。遂予《济生方》苍耳子散祛风开窍，《备急千金要方》犀角地黄汤清热凉血滋阴，《卫生宝鉴》三才封髓丹补肾泻火，《丹溪心法》大补阴丸滋阴降火等，组成了滋阴补肾、凉血止血、散风清热的"凉血解毒汤"，由羚羊角粉、牡丹皮、赤芍、生地黄、熟地黄、天冬、茜草、黄芩、贯众、苍耳子、辛夷、生龙骨、生牡蛎、三七粉、黄柏、甘草组成。患者用药后热退血止，病情稳定，同时配合支持疗法，又经巩固治疗，血常规、骨髓象基本恢复正常，缓解出院，随访痊愈。

对于这一例急性再障患者治疗的神奇疗效，先生进行了思考和总结。对于凉血解毒汤治疗急性再障是偶然发现还是有其规律性，是否经得起重复验证，先生心存疑问。其后几例相似病例的治疗成功，再次肯定了这一治法的有效性，也初步体现了急性再障治疗具有规律可循。自此，凡临床表现为壮热口渴，口腔黏膜溃烂出血、尿血、便血及子宫出血，严重感染高热等典型急性再障，先生即予凉血解毒汤，直至缓解。此后先生又观察报道了多例经凉血解毒汤辨治有效的急性再障患者。

梁氏凉血解毒汤由此而来，与传统凉血解毒汤尚有区别，因血液病病机复杂，而急性再障病情危急，先生综合外感之温热毒邪、内伤之髓枯温热、肾阴精血不足等，随病机而立法，以犀角地黄汤为基础，兼顾滋补肾阴、祛风散表热，并在大量观察实践中得以验证，从理论和经验上进行诠释和丰富，独具特色。

先生结合急性再障的典型表现，并参阅经典医籍，从中医理论和临床实践出发，认为绝大多数急性再障属于"急劳""热劳"范畴。因造血之源肾精枯竭，又称髓枯，常伴有严重的感染高热及内脏出血、大汗、脉洪大数疾，又属温热，先生用"急劳髓枯温热"概括。基于温热毒邪直中髓血，肾精枯竭之病机，治疗上先生选用大队清热解毒、凉血止血之剂以祛其邪，并滋肾阴补虚以扶其正、固其本。经过长期临床观察和实践，凉血解毒汤的药物组成逐步固定为：羚羊角、牡丹皮、生地黄、麦冬、茜草、黄芩、板蓝根、贯众、苍耳子、三七、琥珀、地肤子等。在实际辨治中，先生体会到急性再障的不同阶段，症状表现及病机不断变化，强调辨病与辨证有机结合，提出急性再障初期、中期、后期不同的辨证用药。

其中，急性再障初期邪盛正虚，多见反复高热、严重出血、脉象滑大数疾等，为温热毒邪耗精伤髓所致；中期邪减正虚，温热毒邪之势渐减，髓枯精亏而以面色苍白、周身乏力、自汗、盗汗、五心烦热、心悸气短等症状为主；后期邪去正气未复，而主要见面色苍白、周身乏力、腰膝酸软、舌淡脉沉之肾精亏虚见症。因此，初期清热解毒为主，辅以凉血止血以减轻出血症状，方用凉血解毒汤加减。中期治以清热凉血、滋阴补肾，药用生地黄、玄参、知母、地骨皮、牡丹皮、黄柏、龟甲、山茱萸、山药等。此期温热之邪虽有所减，但邪并未全去，正虚邪恋，阴精耗损，须清邪与滋阴补肾并重。后期温热已去，输血间隔延长，病情好转，齿鼻衄血、皮肤出血点很少见，肾虚精亏，贫血症状明显，治以补气养血，填精益髓，方用加味参芪仙补汤。此期为急性再障恢复期，肾精亏虚，治当遵张景岳《新方八略引》中"故善补阳者，必于阴中求阳……善补阴者，必于阳中求阴……"方药以补肾填精为本，兼顾气血。偏阴虚者，加西洋参、玄参、生地黄、知母、地骨皮、阿胶；偏阳虚者，加附子、肉桂、锁阳、淫羊藿等。通过反复的临床观察和实践总结，先生逐步形成了以凉血解毒法为主的辨治急性再障的经验。

其后，先生指导弟子李达、刘清池等进一步扩大病例临床观察和研究，并在《医学理论与实践》杂志发表文章"梁氏凉血解毒汤为主辨治急性再生障碍性贫血 72 例分析"。两项较大规模的临床研究均是结合患者病情及疾病阶段，将急性再障患者辨证分为急劳髓枯温热型和急劳髓枯虚寒型。急劳髓枯温热型，治以凉血解毒，予梁氏凉血解毒汤辨证加减；急劳髓枯虚寒型，治以填精益髓，予梁氏参芪仙补汤加减，并结合雄激素和支持疗法对症治疗，疗效可靠，治疗缓解率均达 60% 以上，已达当时国内外较高水平。

总之，先生早年在冀北通过偶然发现创制了凉血解毒汤，经过临床验证、理论总结，改良并固定基本方药组成，开展大规模的临床研究进一步验证，使得凉血解毒法这一特色治法逐步完善并得到认可。

（二）岭南凉血解毒法辨治特色

2000 年先生南下广州，在岭南辨治血液病过程中，其学术思想不断发展和演变，使得近六十载行医历程更加丰富，尤其是对于凉血解毒法的拓展应用，不断赋予其新的内涵。

1. 因地制宜，改良形成新凉血解毒汤

受岭南地域气候、文化、人群体质等因素影响，先生发现习用的凉血解毒汤需进行改良才能更好地适应南方患者，也对凉血解毒汤的认识发生了些许变化。在冀北辨治经验基础上，先生因地制宜，结合岭南特点，融会贯通并与时俱进加减化裁，逐渐形成了岭南系列血液病辨治新体系，独具特色。

南下广州后，先生诊治过程中不断观察和思考，发现地域环境对血液病患者的发病有明显影响，并结合自身感悟，总结出"夏天长，春秋短，寒冬不过十来天"的岭南气候特点。南方夏季时间较长，雨水丰沛，多湿多热，人群阳热、湿热体质多见，而湿热易于影响脾胃功能及气机运行，亦耗气伤津，易致气阴两虚。先生在临床辨证基础上结合湿热特点，酌加理气化湿健脾之药，尤其常于夏季、长夏时加用柴胡、白术、枳壳等。其中，柴胡味辛、苦，性微寒，归肝、胆、肺经，具有和解表里、疏肝解郁、升阳举陷、退热截疟的功效；白术性温，味甘、苦，归脾、胃经，具有健脾、益气、燥湿利水、止汗等功效；枳壳性温，味苦、辛、酸，归脾、胃经，具有理气宽中、行滞消胀等功效。三药合用，健脾、祛湿、理气，有升有降，既调畅中焦气机，又改善脾胃功能。此外，先生针对阳热偏盛，适当增加凉血解毒力度，在既往凉血解毒药物中加用如贯众、商陆、地锦草、紫珠草等药物。其中，贯众味苦、涩，性寒，入肝经，《本草图经》言其能"止鼻衄"，《滇南本草》言其能"祛毒，止血，解水毒"，善清血分热毒。商陆苦寒，为峻下逐水药，有解毒之功，先生常与贯众合用，以增强凉血解毒之功。药理研究表明，垂序商陆根中所含的有丝分裂原能促进人外周血淋巴细胞转化，对 T 细胞和 B 细胞均有促有丝

分裂作用，能刺激 B 细胞产生免疫球蛋白，起到调节机体免疫力的作用。此外商陆多糖 Ⅱ 能刺激脾细胞产生多种集落刺激因子。同时，因湿热内蕴，久则成瘀，湿瘀互结，阻碍气血的生成和运行，先生也重视活血化瘀辨治。

基于上述的不断认识，先生通过对冀北凉血解毒汤的化裁，形成了具有岭南特色的凉血解毒汤，经过数年沉淀，趋于固定，临证反复实践，获取佳效。基本组成：羚羊角粉、牡丹皮、生地黄、贯众、地锦草、三七、红景天、黄芪、补骨脂、锁阳、熟附子、鹿角末等。重在凉血解毒，兼益肾活血，并随症加减，其中凉血解毒药物用量较大。此方不仅用于辨治急慢性再障，还用于治疗血小板减少症及各种免疫性、感染性疾病。据初步统计分析，2008 年至今先生门诊共辨治 56 例重型再障，取得不错疗效，43 例经过凉血解毒汤联合基础西药与支持治疗，治愈率达 72%，总有效率为 80%；其中 13 例患者为 ATG 治疗效差 / 无效病例，经中医序贯辨治，12 例获得治愈，1 例取得明显进步。

随症加减：若高热不退，属热入营血者，配合安宫牛黄丸、紫雪散；伴口腔糜烂溃疡及牙周炎者，加味玉女煎、普济消毒饮，或冰硼散外涂；局部组织感染肿痛者，外用如青黛散以消肿止痛；紫癜、出血明显者，重用犀角地黄汤加紫草、仙鹤草、旱莲草等凉血止血；齿衄、鼻衄者，予自拟的大黄止血方（生大黄、代赭石等）以降逆止血；女性患者崩漏不止，加煅龙牡、赤石脂、益母草、蒲黄炭等以收敛止血。若湿热、痰湿明显者，可酌加黄芩、枳实、藿香、泽兰、竹茹、陈皮、白豆蔻、砂仁等以祛湿、清热。

总之，先生因地制宜，结合对凉血解毒法的不断深入研究，形成了具有岭南特色的改良版凉血解毒汤，并应用于大量再障患者，疗效肯定。

2. 与时俱进，中西医结合，增效减毒

随着医学的不断进步，再生障碍性贫血的发病机制、诊断及分型更加明确和完善，同时涌现出许多治疗方案，尤其是强化免疫治疗。先生与时俱进，不断学习应用，对于再障的认识和中西医诊治思路也发生了变化。在概念上，根据病情的严重程度，再障现在分为重型再障（SAA）和非重型再障（NSAA），不再称急性再障，同样具有发病急、病情重，常呈进行性贫血、出血或感染等特点，治疗难度极大。关于诊断标准，先生也参考学习最新指南，要求按照西医标准的诊断要准确无误。治疗手段的不断更新和发展，如各种免疫抑制剂、抗胸腺细胞球蛋白（ATG）、抗淋巴细胞球蛋白（ALG）、异基因造血干细胞移植等，以及层流保护、抗感染、输血等支持治疗，使得重型再障的疗效不断提高，先生积极吸取疗效肯定的方案，中西医结合，给予再障患者最合适的治疗。但先生也观察到现代治疗中存在诸多问题，如部分患者环孢素治疗无效、ATG 治疗后免疫力恢复差、移植后造血恢复不良、环孢素不良反应难以耐受，以及因经济原因难以应用 ATG 和造血干细胞移植，等等。同时，先生也发现因为治疗方面的不断进步，急性再障的死亡率明显下降，而慢性再障患者的数量在不断上升。先生结合南方的地域特点，慢性再障的辨治思路也更加完善。

针对临床中各种再障患者治疗状态的变化，先生衷中参西，分层辨治。对于重型再障，先生逐步探索了凉血解毒法联合环孢素、雄激素的治疗方案，对于 ATG 无效的儿童和成人重型再障亦获得了不错疗效，并总结了大量有效病例，再次有力证明了凉血解毒法对于急性或重型再障治疗的有效性。对于慢性再障，先生在凉血解毒汤的基础上加减益肾活血、健脾祛湿药物，同时配合小剂量环孢素，常用剂量为 3 ～ 5mg/（kg·d），在治疗过程中不必追求血药浓度达标，用药期间注意监测肝肾功能，或给予雄激素，常用如十一酸睾酮软胶囊（40mg，每日 3 次，口服）等治疗。中西医结合，既有中医的补肾生髓促进造血，又有西医的雄激素刺激造血；既有中医的凉血解毒汤调节免疫，下调造血负调控因子，又有西医的环孢素抑制亢进的淋巴细胞免疫，独具特色，疗效甚佳，可见先生对于再障的中西医研究别具一格。同时，先生认为再障患者经过长期免疫抑制治疗，免疫功能低下，常配合胸腺肽肠溶片（每次 15mg，日 3 次，口服）以增强免疫力。此外，在多年的临床实践中，先生总结出几种疗效肯定的中成药，辨证灵活运用，如益血生胶囊，主要由补肾健脾、生血填精的中药组成，常用剂量为每次 3 ～ 4 粒，每日 3 次，口服，主要用于肾虚为主的再障；诺迪康胶囊，是一种由圣地红景天制成的中成药，针对乏力、气短、头晕等贫血虚劳症状明显者，常给予 1 ～ 2 粒，每日 3 次，口服，以益气养血活血。

先生与时俱进，不断学习新知识，并在临床中积累有效的中西医治疗方案和用药经验，使得再障的中西医治疗效果不断提升，减少了诸多毒副反应，也减轻了患者的经济负担。

3. 探究凉血解毒汤的免疫调节机制

先生认为通过体内外实验的方法研究凉血解毒汤的疗效作

用机制，是对凉血解毒汤药的进一步深入研究。其先后组织不同团队进行实验研究，发现凉血解毒汤具有调节免疫的作用，可一定程度抑制造血干细胞的凋亡和下调造血负调控因子，有利于造血恢复，而具体调节机制尚待继续研究探索。

在岭南，先生指导团队成员胡永珍、李达等通过复制再障小鼠模型，给予凉血解毒汤干预，监测小鼠外周血常规、骨髓造血干细胞、T细胞凋亡的情况，以及骨髓造血负调控因子 IFN-γ、TNF-α、IL-2 的水平。结果：再障小鼠外周血三系（红细胞、白细胞及血小板）降低，网织红细胞下降，骨髓 T 细胞比例增加，凋亡减少，而造血干细胞比例减少，凋亡增加。凉血解毒汤能在一定程度上促进骨髓 T 细胞的凋亡，从而减少骨髓造血负调控因子的分泌，抑制造血干细胞的凋亡，促进外周血常规及网织红细胞的恢复。先生由此得出结论：凉血解毒汤能有效改善再障小鼠骨髓 T 细胞与造血干细胞凋亡失衡的状况，降低造血负调控因子的水平，从实验角度直接说明了热毒与细胞免疫亢进相关。

4. 凉血解毒法之拓展应用，丰富其内涵

除了重型再障，先生结合岭南地域特色化裁演变后的岭南新凉血解毒方不断拓展应用于其他方面。例如，处于血液淋巴肿瘤进展期和/或化疗后骨髓抑制所致感染、出血并发症期的血毒炽盛状态，或慢性再障初始阶段"阴虚血热"明显者，或血小板减少症、过敏性紫癜等之"肝胆郁热、血热妄行"证型者，先生均使用凉血解毒法辨治，获得满意疗效。在异病同治方面，先生抓住不同疾病的共同病机血热，衷中参西，病证结合，辨证灵活加减，不同血液疾病辨治特色不一，极大地丰富

了凉血解毒法的内涵。以下就先生对于不同血液疾病凉血解毒治法的经验加以总结和梳理。

（1）血液淋巴肿瘤进展期，或化疗后骨髓抑制所致感染与出血并发症之"热毒炽盛"证，治以清热凉血解毒。

白血病、淋巴瘤、骨髓瘤等恶性血液淋巴肿瘤在急性期、进展期多伴有发热、乏力、出血、骨痛、肿块等症状，多因正气虚弱，外感温热毒邪，蕴积血脉、骨髓所致。类似于《温热论》所说的温热邪气未经卫气阶段，直至营分、血分，血热妄行，热灼营阴，耗伤正气，邪盛而正气不足，热毒炽盛。患者常见高热、出血，先生认为此时应急则治其标，急予凉血解毒汤加减益气养阴药物，使内盛之热毒得以清解，滋阴凉血益气。化疗后，粒细胞缺乏合并发热，或合并感染发热、出血，骨髓造血明显受抑制，类似于重型再障骨髓造血衰竭，证属急劳髓枯温热，当凉血解毒辨治。

（2）血小板减少症之肝胆郁热、血热妄行证，治以清肝凉血解毒。

在冀北时，先生就认为本病表现为皮肤紫癜和其他各种类型的出血、乏力，属于中医学"紫癜""衄血""血证"等范畴，中医辨证属肝胆郁火、迫血妄行型。先生拟柴胡木贼汤治之，主要组成为柴胡、黄芩、半夏、木贼、青蒿、茜草、仙鹤草、马鞭草、石韦等。其中，柴胡和解表里以治寒热往来，又能疏肝清热，使血不致妄行而鼻衄发斑，黄芩清上焦肺热兼能凉血，半夏降逆而止呕，木贼凉血清热止血，青蒿清虚热、泻胆火以除口苦，茜草凉血而止血，仙鹤草为止血及升血小板之要药，马鞭草、石韦凉血活血解毒。先生当时体会该方剂适用于初发或部分急性原发性血小板减少症患者。此方实则也是凉血解毒法的代表方药，主要针对 ITP 初期肝胆郁火、血热妄行之病机，临床研究进一步证实了其有效性。

南下岭南后，先生认为岭南人群感邪易从热化，ITP 初期血热证型更多见，常湿热互结，紫癜明显。随着病程迁延，内外之邪气不解，合而入里化热，蕴结不解则化毒成瘀，瘀热相搏，渐成难治，紫癜反复难愈。且阴血同源，热毒劫灼营阴，致阴虚内热，热耗气阴，倦怠乏力。此外，中医学认为激素乃辛热助阳之品，长期应用亦损伤人体阴津，虚热内生，多伴心烦、失眠之症。热愈甚则毒愈盛，虚热又可加重在内的毒邪，形成恶性循环，使毒邪深伏于内，影响骨髓造血。因此，无论急性期血热妄行，还是慢性期、难治期热、毒、瘀互结，阴虚内热，不离血热病机，故凉血解毒法均适用。但阶段不同、热毒程度不同、兼夹症状不同，凉血解毒方药组成亦有差异。

（3）过敏性紫癜之"风热、血热"证，治以疏风凉血解毒。

先生强调，过敏性紫癜属于中医学"葡萄疫""斑疹""斑毒""肌衄""血证""紫癜风"等范畴，与《医宗金鉴》中"感受疫疠之气，郁于皮肤，凝结成大小不等斑点，色状如葡萄，发于遍身，惟腿胫居多"的描述基本一致。先生强调，本病与"热"密切相关，常见外感之风热、内蕴之湿热、热盛之毒热及阴虚之内热。初起多因风邪外袭，夹热入里，伤及血络，血溢脉外，泛于肌肤，故见瘀斑、紫癜；风为阳邪，其性轻扬，善行数变，常与热、毒、湿邪相搏结，邪热由表入里，抑或内生蕴热，热毒入血分，灼伤脉络，络损血溢。湿热蕴肠则腹痛、腹泻，壅滞关节则关节肿痛，下注膀胱、大肠则尿血、便血。病情迁延反复者，多责之于肝脾不调，气血失和。

因此，针对临证时新发过敏性紫癜发病，证属温毒血热，起病急，紫癜泛发，先生以"清热凉血止血"为基本治法，在凉血解毒同时，佐以疏风除湿，选用犀角地黄汤合荆防败毒散加减。主要组成为羚羊角、牡丹皮、生地黄、赤芍、白头翁、荆芥、防风、连翘、蝉蜕、土茯苓、甘草、紫草等。其中，犀角地黄汤清热解毒，凉血止血，方中犀牛角常以羚羊角或水牛角代替，重用白头翁加强清热凉血之力，配合荆芥、防风、连翘、蝉蜕、地肤子等，疏风清热、透疹消斑，尤其蝉蜕轻浮而善除风热，具有清透达邪、发散诸热、拔毒外出之效；土茯苓、茯苓清利湿热，甘草可调和诸药。伴发腹痛、关节痛等症状者，实则为离经之血瘀阻经络，不通则痛。常加入活血化瘀之品，可更好地加速瘀斑消退，先生习用紫草、丹参、三七之类，特别是紫草，治疗效果尤佳。现代药理研究表明，紫草中的紫草素等能降低毛细血管通透性，抑制局部水肿和炎性渗出。慢性迁延阶段，紫癜反复发作，则伤及肝、脾、肾，可致阴虚火旺，热迫血行，或气不摄血，导致疾病缠绵难愈，反复发作。先生从肝脾理论出发，认为肝失疏泄，藏血失司，脾失统摄，导致血行不畅，不循常道，泛溢脉外肌肤，故辨析认为慢性过敏性紫癜与肝、脾关系密切。治疗上，注重调肝扶脾，柔肝和血，健脾益气，从而达到扶正固本、摄血藏血之效。先生常用柴胡、白芍为对药，视其"湿、热、瘀、虚"不同，酌加茯苓、苍术、薏苡仁、黄芩、黄柏、商陆、赤芍、三七、丹参、白术、党参、黄芪等，配合仙鹤草、茜草、小蓟、地榆等对症止血。

（4）慢性再障初始阶段之"阴虚血热"证，治以滋阴凉血解毒。

先生依照慢性再障患者的症状、体征、舌脉变化，结合中医医理与临床经验，将其分为肾阴虚型、肾阳虚型、肾阴阳俱虚型。临证辨析慢性再障初期，伴随造血功能的减退，出现代偿性机能亢进的阴虚表现，乃因肾不藏精，精不化血，阴虚血少所致的五心烦热、夜出盗汗、虚烦不眠、口干舌燥、齿龈渗血等，治以滋阴补肾，凉血止血。此阶段病情不稳定，虚不受补，因为肾阴亏损，虚热内生，肾阴亏于下，心火亢于上，不宜大剂进补，而宜滋肾凉血。同时，结合岭南湿多、热盛特点，凉血滋肾同时，不忘祛湿、活血化瘀。先生常在凉血解毒汤基础上加用太子参、黄芪、补骨脂、仙鹤草、女贞子、黄柏、当归、熟地黄、天冬等以滋肾阴而填精。久病脾虚湿瘀明显者加用参芪四物汤，主要组成为人参、黄芪、党参、当归、白芍、三七、丹参等，功效健脾益气，活血养血。脾虚湿盛者，加用柴胡、炒白术、枳壳等，以健脾祛湿，调畅气机。

此外，除了因再障初期阴虚血热，辨证运用凉血解毒汤外，先生经多年深入思考与总结，从辨病的角度认为凉血解毒汤对于再障能起到调节免疫的作用，无论是急性还是慢性均可起效，至于其疗效机制，有待进一步研究。

（5）风湿免疫相关疾病，凉血解毒与调节免疫，当散瘀凉血解毒。

风湿免疫性疾病多为免疫功能紊乱而引起的全身性疾病，多伴有皮疹、红斑、关节肿痛等症状，主要影响关节、皮肤和脏器功能。先生认为风湿免疫性疾病，发病多与血热、瘀毒内蕴相关，并由外感风邪而诱发，因此认为凉血解毒汤亦适用于风湿免疫性疾病。曾经有典型病例验之于临床，先生也不断尝试凉血解毒法在风湿免疫性疾病中的应用。

四、典型病例

（一）凉血解毒法辨治难治性血小板减少症

基本信息：张某，女，30 岁，2016 年 3 月 3 日初诊。

病史：血小板减少 1 年余。患者于 2014 年 12 月因感冒后查血，血小板为 2×10^9/L，白细胞和血红蛋白正常，血小板自身抗体试验阴性，骨髓涂片提示巨核细胞增高，血小板少见，外院明确诊断为 ITP。先后经激素、丙种球蛋白、免疫抑制剂等治疗效果不佳，血小板波动于（2～7）$\times10^9$/L。患者寻求中医治疗，刻下症见患者疲倦乏力，四肢皮下紫癜色红，口腔黏膜血疱，头晕耳鸣，烦躁易怒，口干口苦，夜梦多，纳欠佳，大便干结，小便黄赤，舌暗红，有瘀点、瘀斑，苔黄燥，脉沉细数，复查血小板为 4×10^9/L。

西医诊断：原发免疫性血小板减少症。

中医诊断：紫癜，辨证属热瘀毒蕴。

治法：清肝凉血解毒，活血化瘀，辅以祛风除邪。

处方：水牛角 40g，牡丹皮 20g，生地黄 20g，紫珠草 20g，连翘 15g，辛夷 20g，贯众 20g，商陆 15g，柴胡 10g，卷柏 10g，田七 10g。7 剂，每日 1 剂，水煎服。

2016 年 3 月 9 日二诊，症见患者乏力疲倦改善，四肢皮下陈旧性紫癜，口腔血疱、头晕耳鸣、口干口渴症状改善，其余基本同前，舌暗红，苔黄燥，脉沉细数，复查血小板为 15×10^9/L。

处方：水牛角 60g，牡丹皮 20g，生地黄 20g，紫珠草 20g，连翘 15g，辛夷 20g，贯众 20g，商陆 15g，柴胡 10g，

卷柏 10g，田七 10g，白茅根 30g，阿胶 10g，红景天 12g。14 剂，每日 1 剂，水煎服。

2016 年 3 月 25 日三诊：症见患者少许乏力疲倦，无皮下出血，口腔血疱消退，头晕、烦躁、口渴喜冷饮等明显缓解，时有耳鸣，纳眠一般，小便可，大便偏烂，舌红，苔微黄，脉沉细。复查血小板为 $80×10^9$/L。

处方：水牛角 60g，牡丹皮 20g，生地黄 20g，紫珠草 20g，连翘 15g，辛夷 20g，贯众 20g，商陆 15g，柴胡 10g，卷柏 10g，田七 10g，海螵蛸 20g，仙鹤草 30g，茜根 20g。30 剂，每日 1 剂，水煎服。此后患者坚持门诊复查，紫癜未反复，无其他不适，血小板维持在（80 ～ 100）$×10^9$/L，至今仍间断服用中药维持治疗。

按语：患者因外感引发紫癜，经治仍有反复，病程超过 1 年，进入慢性难治阶段。初诊时患者呈现一派热瘀毒蕴之象，同时亦有正气损伤。治疗上予清肝凉血解毒、活血化瘀为主，辅以祛风除邪之药，待毒邪稍去，后期辨证给予滋阴益肾之品。以水牛角、贯众、商陆清肝凉血解毒；牡丹皮、生地黄、紫珠草滋阴清热，凉血止血；且牡丹皮与田七共奏活血化瘀之功；卷柏凉血收敛止血；柴胡疏肝，使肝气条达，血有所藏；辅以辛夷、连翘，以获疏风除邪之效。

（二）凉血解毒法辨治过敏性紫癜

基本信息：李某，男，11 岁，2017 年 12 月 25 日初诊。

病史：双下肢散在对称性紫癜两天。患者 5 天前有感冒发热病史，当地诊所给予口服感冒药（具体用药不详）后热退，后双下肢出现散在针尖样紫红色瘀点，并逐渐增多，表面光滑，压之不退色。刻诊口干咽痛，小便短赤，大便干结，舌红，苔偏黄，脉滑数。查血常规、凝血均正常，尿潜血（+）。

西医诊断： 过敏性紫癜。

中医诊断： 紫癜风，辨证属温毒血热。

治法： 清热解毒，凉血消斑，兼以祛风利湿。

处方： 羚羊角粉 0.6g（冲），牡丹皮 10g，生地黄 20g，石膏 30g（先煎），知母 10g，蝉蜕 10g，防风 10g，荆芥 15g，连翘 15g，土茯苓 30g，紫草 20g，紫苏叶 10g。每日 1 剂，水煎服，15 剂。

2018 年 1 月 8 日二诊：患者下肢瘀点颜色变浅，无新发斑点，无口干咽痛，小便偏黄，大便调，舌红，苔偏黄，脉滑数。热象较前减轻，上方连翘减至 10g，石膏减至 15g，知母减至 5g，牡丹皮加至 15g，每日 1 剂，水煎服，15 剂。

2018 年 1 月 22 日三诊：下肢瘀点基本消退，纳眠及大便可，小便短赤，舌红，苔偏黄，脉滑数。二诊方去石膏、知母、紫草、紫苏叶，加车前子 20g、茯苓 10g、赤芍 10g、甘草 10g，水煎服，每日 1 剂，15 剂。

2018 年 1 月 29 日四诊：下肢少许色素沉着样斑点，稍乏力，纳差，大便不实，小便调，舌淡红，苔薄白，脉滑。

处方： 补骨脂 20g，赤芍 20g，牡丹皮 10g，防风 10g，荆芥 10g，葛根 20g，黄芪 20g，五味子 10g，土茯苓 10g，茯苓 10g，甘草 10g。水煎服，每日 1 剂，30 剂。

两个月后电话随访，未再发紫癜，无明显不适。

按语： 患者年幼，卫外不固，风热之邪外侵，热伤血络致过敏性紫癜，治宜清热解毒，凉血消斑，兼以祛风利湿，予犀角地黄汤合荆防败毒散加减。二诊时患者热象较前减轻，遂减清热药物，加大凉血化瘀之力。三诊时患者紫斑消退，但离经之血已为瘀血，色素沉着，加紫草、赤芍活血化瘀，同时减前方解毒之力，加强清利湿热。四诊时患者乏力纳差，为脾气不足，脾不统血，血不归经，外溢脉络之中和肌肤之间。缓则治本，加茯苓、黄芪健脾益气，助前药生血摄血以收功。

（三）凉血解毒汤辨治 ATG 无效的重型再障

基本信息：陆某，男，31 岁，2015 年 12 月初诊。

病史：患者曾因牙龈出血就诊于广州某医院，确诊为 SAA，输血依赖，并先后经过两次 ATG 治疗，效果欠佳。淋巴细胞亚群，CD4$^+$ 12.10%，CD8$^+$ 3% ～ 6%，CD4$^+$/CD8$^+$ 0.19。血常规仍为全血细胞减少。骨髓涂片：增生低下，巨核未见，血小板分布少。骨髓活检：造血细胞极少，脂肪细胞增多。血常规：白细胞 2.28×10^9/L，血红蛋白 64g/L，血小板 11×10^9/L。患者为求中西医结合治疗前来就诊，刻下症见患者神清，疲倦乏力，面色少华，口干舌燥，纳食少，睡眠及二便正常，舌淡红，苔白，脉沉细。

西医诊断：重型再生障碍性贫血。

中医诊断：髓劳，辨证属急劳髓枯温热。

治法：清热凉血解毒，滋阴补肾。

处方：水牛角 40g，牡丹皮 20g，生地黄 20g，紫草 20g，连翘 15g，辛夷 10g，贯众 20g，红景天 12g，鹿角粉 10g，竹节参 10g，田七 10g，紫河车 10g，薄盖灵芝 15g，炒白术 10g，炒枳壳 10g，甘草 10g。西药配合环孢素、十一酸睾酮，以调节免疫，促进造血。其后坚持给予凉血解毒、滋阴补肾治疗，待血常规恢复后，加用健脾补肾、益气生血药物。

患者间断门诊就诊，随访至今，血常规稳定，生活工作恢复正常。

按语： 对于再障的治疗也应当遵循急则治其标、缓则治其本的治疗原则。患者重型再障，血小板计数低，出血风险高，故其治疗当标本兼顾，在补益脾肾、填精生血之外，当辅以凉血止血之法，以防大出血等。故以犀角地黄汤为底方，凉血止血，配合辛夷、贯众清热解毒，"虚则补之"，配合红景天、紫河车补血，竹节参、灵芝益气，鹿角粉补益肝肾兼止血，炒白术、炒枳壳健脾以防滋腻碍脾。

（四）凉血解毒汤辨治系统性红斑狼疮合并重型贫血

基本信息： 麦某，女，45岁，2016年5月初诊。

病史： 极重度贫血伴子宫出血不止。血常规：白细胞 2.1×10^9/L，血红蛋白20g/L，血小板 2×10^9/L。患者不能步行，其家人用车推至诊室。除常规检测外，自身免疫12项：ANA抗体（＋），甲状腺球蛋白抗体（＋），甲状腺过氧化物酶（＋）。送急诊输血400mL，并静滴人免疫球蛋白，患者不同意住院治疗，急诊考虑为系统性红斑狼疮（SLE）、桥本甲状腺炎，伴甲状腺功能低下。

西医诊断： 系统性红斑狼疮；全血细胞减少；桥本甲状腺炎。

中医诊断： 血证；急劳血虚。

先生应用凉血止血、补气摄血治法，方药主要有西洋参、田七、阿胶、升麻、黄芪、羚羊角粉、茜草、海螵蛸、仙鹤草、柴胡；并用西药达那唑、羟氯喹、甲泼尼龙片支持治疗。治疗后患者病情稳定，血红蛋白升至60g/L，不再输血，出血症状尤其是子宫出血停止。先生继予凉血解毒、滋阴补肾治疗，血常规逐渐恢复正常，白细胞升至 $4.5×10^9/L$，血红蛋白升至 $120g/L$，血小板升至 $120×10^9/L$。半年后患者恢复正常工作，除服用中药外，长期服用羟氯喹 200mg，每日 2 次，以巩固治疗。

随访半年，最终检测血常规、风湿免疫指标正常，只有甲状腺球蛋白抗体、甲状腺过氧化物酶抗体（＋），至今正常生活工作。

凉血解毒是先生辨治血液病的一种常用思路，针对血热病机，以法统病，对于各种出血性疾病、风湿免疫疾病、严重感染等均可应用，或偏于清热凉血，或偏于清热解毒，或偏于凉血滋阴等，随症加减。先生根据岭南湿热气候特点，因地制宜，使得凉血解毒法得以更新，扩大治疗范围，这一辨治思想需要不断感悟、总结，并加以传承创新。

第二节　固本澄源法

固本澄源法是先生在岭南临证实践中，阅读古医籍时受到启发，逐渐形成的衷中参西、病证结合辨治血液淋巴肿瘤的特色思路与方法。此法基于血液淋巴肿瘤在西医针对性抗肿瘤治疗的间歇期，或缓解后微小残留病状态，或惰性、非进展期等状态，介入中医药辨治，予以扶正补虚、祛邪解毒。固本澄源旨在恢复正气而减缓症状，恢复体能，提高生活质量，消除邪毒，消杀微小残留病之余毒，防治疾病复发或进展，促进患者长期带病或无病生存，乃至疾病治愈。

本节以法统病，梳理并总结先生固本澄源法辨治血液淋巴肿瘤的经验，有助于学习传承，推广应用，进而创新拓展。

一、固本澄源法之渊源

"固本澄源"来源于古代哲学思想。《晋书·文苑传·伏滔》记载："令之有渐，轨之有度，宠之有节，权不外授，威不下黩，所以杜其萌际，深根固本，传之百世。"《三国志·吴志·陆瑁传》载："至于中夏鼎沸，九域盘亘之时，率须深根固本，爱力惜费。"以上之意均为使根基深厚牢固。《晋书·武帝纪》言："思与天下式明王度，正本清源。"意指澄清源头。唐代魏征所著《谏太宗十思疏》亦言："求木之长者，必固其根本，欲流之远者，必浚其泉源。"意思是想要树木生长一定要稳固它的根，想要泉水流得远一定要疏通它的源泉。固本澄源思想的提出本为治国所需。

古代医家感悟固本澄源蕴含的深刻哲学道理和思想原则，恰好与中医学中的"治病求本""扶正祛邪"等法则相符，逐渐用于治病防病的临床实践中，并在历代中医大家的临证实践中不断发展和完善，发挥着越来越重要的作用。

固本澄源应用于中医学方面，包括"固本"与"澄源"两个方面。"固本"中的"本"指人体的元气，即人体的防御、抵抗和再生的功能，与西医学的人体免疫力有共通之处。

《素问·阴阳应象大论》曰："阴阳者，天地之道也，万物之纲纪，变化之父母，生杀之本始，神明之府也，治病必求于本。"此文中的"本"字在历代医家看来有以下6层含义：阴阳、肾阴肾阳、脾肾、脾胃、八纲、病因。《素问·平人气象论》曰："平人之常气禀于胃，胃者平人之常气也，人无胃气曰逆，逆者死。""人以水谷为本，故人绝水谷则死，脉无胃气亦死。"《素问·玉机真脏论》曰："五脏者，皆禀气于胃，胃者，五脏之本也。"李东垣在《脾胃论·脾胃虚实传变论》中说："历观诸篇而参考之，则元气之充足，皆由脾胃之气无所伤，而后能滋养元气。若胃气之本弱，饮食自倍，则脾胃之气既伤，而元气亦不能充，而诸病之所由生也。"

"澄源"中的"源"指水源，特指事物的根由、原因，延伸为人体内的邪气，即人体内阻碍、破坏正常生理过程的病理因素，与西医学的细菌、病毒、异常细胞有共通之处。

澄源最早出现在傅青主的治崩三法"塞流、澄源、复旧"，其中"澄源"是关键，它贯穿整个崩漏治疗的始终，有澄除、澄涤源头的意思。古人云"犹浊其源而求其清流"，就是源头都变得污浊了，怎能强求其水流清澈呢？取类比象，人体内邪气内伏，怎能强求其和平人一样健康呢？这里的邪气就是"邪之所凑，其气必虚""虚邪贼风，避之有时"里特指的意思。

固本利于澄源，为澄源提供更好的条件，澄源助力固本，有助于人体正气的恢复。《医学启蒙汇编》中"去其所害，气血自生"，张元素提出"养正积自消"的著名论点，与固本澄源有异曲同工之妙。

二、固本澄源治法在现代临证实践中的应用

固本澄源法起源于古代的治国思想，经过医家不断地衍生及应用，在现代常用于恶性肿瘤（如肺癌、肠癌、肝癌等）、妇科子宫内膜异位症、肾病蛋白尿、糖尿病胃轻瘫、消化系统疾病、眩晕等慢性消耗性疾病中，甚至厥证急危重症中，每获良效。

以固本澄源理论指导辨治恶性肿瘤方面，有学者辨析认为肝癌以正气亏虚、癌毒乘袭为主，强调在肿瘤治疗过程中贯彻扶正培本，重视固护脾肾，扶助肿瘤患者正气，以改善虚证状态，保护肝功能。这一做法在改善原发性肝癌患者临床症状、提高生活质量、延长生存期等方面的发挥了积极作用。

以"复方斑蝥胶囊"为例，有研究者开展了多中心临床研究，结果显示"复方斑蝥胶囊"能够显著改善癌因性疲乏、癌性疼痛等症状。该胶囊中人参、黄芪补益脾肺，山茱萸、女贞子滋补肝肾，共奏"固本"之效，三棱、莪术破血祛瘀，斑蝥、熊胆粉解毒止痛，同起"清源"之功。

在肠癌方面，有研究者遵从"固本清源"理论，辨析认为"正虚""痰湿""瘀滞""热毒"贯穿于肠癌发生发展的整个病理变化过程。强调分期论治，早中期肠癌毒邪正盛、正气始衰，以行气化痰、活血化瘀、清热解毒等"清源"为主，辅以健脾扶正；晚期痰、瘀、毒邪胶结，正气虚衰，以健脾益气、滋补肝肾、补益气血等"固本"为主，辅以清源祛邪。"澄源正本"以收"邪祛正安"之效，"溯本求源"以达"养正积消"的目的。

在肺癌方面，有研究者在"固本清源"理论指导下，拟益气除痰法具体施治，发现晚期肺癌患者的中位生存期得以延长，疗效确切。

在慢性肾脏疾病方面，有研究者以缓效平调的药物贯穿治疗始终，兼以清化浊毒湿瘀，以求固本清源。例如，以补养脾肾、滋养气血治法为主，用膏方调治 IgA 肾病、肾病综合征、慢性肾盂肾炎等各种慢性肾系疾病，疗效显著。

固本澄源法也应用于糖尿病胃轻瘫，取得了较好临床疗效，主要治以固肾健脾、益气养阴，或健脾升清、和胃降浊。若患者泄泻日久、虚损太过，应先涩肠止泻，即先塞流而后澄源，标本兼治。在妇科方面，更年期功血在中医学属"崩漏"范畴。围绝经期妇女天癸将绝，脾肾虚衰，冲任失约，经血失于固摄而发生崩漏。日久气血耗伤，血不归经而成瘀滞，阴血离经，虚热内生，瘀热等结果又可以成为病因。中医药治疗出血期与非出血期选用不同方剂，贯彻了"急则治其标，缓则治其本"的原则。出血期的治疗以塞流为要，血止后的治疗以澄源培本为主。

三、运用固本澄源法辨治血液病经验

先生感悟固本澄源法的寓意，传承古代哲学思想而在血液病临床实践中尝试，获得良好效果。先生认为"本"主要包含以下几层意思。

一为正气。所谓"正气存内，邪不可干"，"正气者，正风也"，可以是肾气、肝气、肺气、胃气等，无外乎"谨守病机，各司其属"。

二为脾胃之气。先生在岭南从医 20 余年，发现岭南气候属于"夏天长，春秋短，寒冬不过十来天"，热伤津、湿伤脾，此时培护脾胃之气尤为重要。《脾胃论》曰"善治病者，恒在调和脾胃"，"脾胃弱则百病即生，脾胃足则外邪皆息"。固护脾胃之气在后天血液疾病的康复中尤为重要。

三为水谷精微和肾精，是血液化生的基础。它们在脾胃、心、肺、肾等脏腑之气的共同作用下，经过一系列气化过程，而得以化生为血液。《灵枢·决气》曰："中焦受气取汁，变化而赤，是谓血。"清·张志聪《侣山堂类辨·辨血》曰："血乃

中焦之汁……奉心化赤而为血。"《诸病源候论·虚劳精血出候》曰："肾藏精，精者，血之所成也。"《张氏医通·诸血门》曰："精不泄，归精于肝而化清血。"以上均能体现脾胃、心、肺、肾、肝在血液化生中的重要作用，在血液病恢复中需固护此类正气。

《类经》载："凡属虚劳内损者，多从温补脾肾而愈，俱得复元"，"大补脾肾以培其根本……此治虚之道也。"故"固本"主要是通过益气养阴、滋补脾肾、调和肝脾等来扶助人体正气，提高机体自身免疫力，调节机体内环境平衡。

"邪之所凑，其气必虚"，即人体在患病之前必然有正气不足，可由多种因素导致人体正气虚，故有"正气存内，邪不可干"之说。《医宗必读》亦认为："积之所成也，正气不足，而后邪气踞之。"单纯的邪气难以单独发病，必须是在人体正气虚的基础上才能共同作用起病。外感六淫（风、寒、暑、湿、燥、火）、内伤七情（喜、怒、忧、思、悲、恐、惊）、饮食不节、饥饱无度及不良生活习惯均可导致人体正气虚。致病因素可从外来，也可从内生，所采用的治疗方法各异。

血液肿瘤是起源于造血系统的恶性肿瘤，最常见的有白血病、淋巴瘤、多发性骨髓瘤。中医辨析此类疾病属于正虚邪实之证，正气亏损基础上，滋生诸如痰浊、瘀血、湿毒等邪毒，复以外邪（温毒、热毒等）入侵或药毒侵入等诱发疾病，或加重病情。

若正气亏虚，外感邪毒，或正未虚而邪过盛，侵入机体，邪伏于内，日久不去，正气大伤，伤及血脉，攻陷奇恒之腑骨髓而致血癌病症。若正气亏虚，精亏血少，精髓失养，血虚不荣，肝气郁滞，日久瘀毒内阻，内侵骨髓，发为骨髓瘤。若正气亏虚，肝失疏泄，脾失健运，和/或肾不主水，痰湿滋生，瘀积不化，蕴毒积聚，形成恶核，结于上中下三焦，发为淋巴瘤。

目前血液肿瘤的主要治疗包括化疗、靶向治疗、放疗、造血干细胞移植等。尽管有许多国际共识治疗方案，但血液肿瘤仍具有难以根治、易于复发的特点。

先生认为血液肿瘤诱导化疗阶段攻伐太过，极易伤及正气，正虚则不能制邪，使癌毒更易复发。现代医学已认识到免疫监视功能低下是肿瘤复发的重要原因。因此，治疗本病当以扶助正气、稳固根本为主，以期增强患者的免疫功能。"正气存内，邪不可干"，"邪之所凑，其气必虚"，正气乃人体抵抗疾病和康复的基础。正气充足，则御邪有力；正气亏虚，则内伏之邪伺机而发。固本乃本病的主要治法，然本病的复发根源来自内蕴邪毒，倘若一味施用补法而忽视祛除内伏之邪，一旦人体免疫功能下降，则残留的血液肿瘤细胞或病灶会死灰复燃，卷土重来。先生认为邪毒内蕴贯穿疾病始终，所以不仅需要扶助正气，还要兼顾"澄：补其不足，泻其有余，调其虚实，以通其道"。通过中医药合理的补泻、调节，可使机体达到一种相对平衡的状态。

现代研究发现中医药可以通过调节人体免疫功能、抑制癌细胞的浸润及转移、诱导癌细胞的凋亡和分化等机制，从而达到治疗癌症的目的，这恰恰与"澄源"的思想内涵相契合。

西医的各种治疗方案主要是通过直接杀灭肿瘤细胞来达到治病效果，但不能保证百分百杀灭肿瘤细胞，而这部分残存的肿瘤细胞就是导致复发的罪魁祸首。对于此类西医治疗后达到缓解期和/或平台期的血液肿瘤，先生认为"大毒治病，十去其六"，此时的患者多处于正虚邪弱的时期，宜守不宜攻，急需扶助正气以防残余邪气卷土重来。

（一）分毒澄源之辨治白血病

急性白血病乃"热毒"所致，澄源重在清解热毒。

此类疾病一旦确诊，无论中医、西医都要祛邪，根据年龄大小、体质强弱、兼症之有无等，都要按病辨治，依据疾病不同阶段、不同时期，制定治疗方案以祛邪扶正。就常见的成人急性髓系白血病而言，当前普遍应用的是西医的联合化疗，目的是杀灭白血病细胞。当化疗致白血病细胞在骨髓原始细胞 < 5% 时，外周血常规为正常，患者不发热、不贫血、不出血，外周血无白血病细胞，即可达到完全缓解。达到完全缓解后，如果用流式细胞仪检测，体内仍有残存的微小病变白血病细胞。一般白血病干细胞是不能被化疗＋放疗所消灭的，西医用的是造血干细胞移植，即吐故纳新之法。有些患者不具备造血干细胞移植条件，中医对于这些微小残留病变要本着"大毒治病，十去其六"的原则，要固本澄源，即扶正培本，提高患者自身抗病能力（多为自身免疫功能的恢复），并杀灭体内残存的白血病细胞。这就是治病求本、固本澄源的思路来源。在血液病的中医治疗中，本思路来源未见有人提出，但有"澄源"之论。

如何固本澄源？急性白血病多为外感温热之邪，耗气伤津，炼液成痰，痰热不去，久而成毒，流注骨髓，骨髓受损，气阴匮乏。在西医治疗上，急性白血病（非急性早幼粒细胞白血病）目前主要采用联合化疗为主的诱导缓解治疗，完全缓解（CR）后巩固 4 ～ 6 个疗程。尽管如此，患者体内仍有残存的白血病细胞，这一部分原始细胞多处于 G0 期，少数处于 G1 期，在这里我们称残存的白血病干细胞为微小残留病变（MRD）。MRD 是疾病复发的根源，趁人体免疫功能低下时快速增殖进而造成白血病复发。急性白血病本为正虚邪实，经过西医一系列放化疗等攻邪治疗后，虽然邪气去，但却使得人体正气日益虚弱，主要表现为面色少华、倦怠懒言、易于汗出、频繁外感、纳眠欠佳等，同时白血病的 MRD 中医学认为是残存的温热邪毒。所以本病乃正虚邪实夹杂病证，多有正虚基础，又兼夹余毒未尽，其临床证型多为气血亏虚或气阴亏虚，同时兼夹温热邪毒。

急性白血病放化疗缓解期 / 间期 /MRD 患者多以虚为本，正气不足，扶正祛邪、固本澄源为治疗大法。扶正固本主要是益气养阴、调和脾胃，祛邪澄源主要是清热解毒。如 AML 诱导缓解后，常规化疗 5 ~ 6 个疗程即可停止，积极介入中医药辨治调理，通过扶正补虚调节免疫，调动正气以达祛邪之效，而进一步消杀微小残留病，防止复发。

先生在反复临床实践中，逐渐梳理并形成固本澄源基础方：黄芪、三七片、红景天、竹节参 / 党参、莪术、黄芩、柴胡、白术、枳壳等。其中黄芪、三七片、红景天、竹节参 / 党参益气养阴补血，扶正固本，莪术、黄芩清热活血解毒，祛邪澄源，加柴胡主升、炒枳壳主降、炒白术运化中土，以疏肝健脾，固护脾胃之本。

结合白血病特殊的病因病机，先生习加用灵芝以益气扶正，提高人体免疫力，即白血病的固本澄源基础方药组成为黄芪、三七片、红景天、竹节参、莪术、黄芩、灵芝、柴胡、白术、枳壳。若是化疗后胃肠道反应严重，常表现为神疲懒言、乏力、恶心、呕吐、纳食不香等症状，先生认为系"化疗药毒"伤及气阴，胃阴脾气受损，升降失和，胃气上逆所致，故多加用茯苓、天冬、砂仁、陈皮等健脾和胃、益气养阴、降逆止呕的药物以顾护正气，恢复脾升清、胃受纳功能。若是局部积块增大，如淋巴结肿大、肝脾肿大等，先生认为系"痰瘀互结"所致，故多加用全蝎、山慈菇、猫爪草、瓜蒌皮、天麻、胆南星等祛湿化痰、活血化瘀药物。若是反复高热不解，先生认为系"热毒炽盛"所致，故多采用凉血解毒汤（羚羊角、生地黄、牡丹皮、黄芩、连翘、贯众、辛夷、三七、天冬等）的药物和竹节参、灵芝、红景天、黄芪等补气药物，这提示热毒炽盛证的治法主要为凉血解毒、益气扶正。

固本澄源不仅用于化疗间期，还可用于不耐受化疗的老年白血病患者。从中医学角度来讲，西医学化疗也是"祛邪"的重要手段，不可偏废。先生从中获得启发，创制了"四药一日"疗法，在临床上观察 20 例急性白血病患者的治疗情况。具体方法是在末次化疗缓解后，第 1 年 1 个月 1 次，第 2 年 2 个月 1 次，第 3 年 3 个月 1 次，第 4 年停药观察，在此期间施以固本澄源中药。结果发现 18 例患者生存期均在 7 年以上，1 例患者治疗 5 年后转化成骨髓增生异常综合征（MDS）。通过上述一系列病例的反复验证，先生发现"四药一日"疗法患者容易接受，从而减轻肿瘤负荷，"固本澄源"对于血液肿瘤的后期治疗大有裨益。在疾病未缓解状态，应用西医强有力化疗以减轻肿瘤负荷，快速达到缓解是必须的，此时中医药侧重于益气养阴扶正，顾护正气。在疾病缓解后，中医药以扶正为主，祛邪为辅，解毒活血抗癌药味用量要轻。

（二）分毒澄源之辨治淋巴瘤

恶性淋巴瘤乃"痰毒"所致，澄源重在清解痰毒。

淋巴瘤目前治疗主要以联合化疗、手术为主，尽管如此，体内仍有残存的淋巴瘤细胞难以祛除。先生辨析认为淋巴瘤乃正气不足、热毒外侵，或肝脾不和、火气灼津，湿聚成痰，致痰瘀毒胶结留滞，故而发病。先生认为在淋巴瘤治疗后期以固本为主，亦强调澄源。重视祛邪，这与患者痰瘤已成难去，易于复发，病程迁延难愈的特点有关，故逐邪之力不能减。祛邪应贯彻治疗始终，以防疾病死灰复燃。

因此，对于完成化疗的，或惰性的，或慢性的，或老年的淋巴瘤患者，多以正气虚损为本，痰毒瘀难去为标，扶正祛痰、固本澄源为其治疗大法。扶正固本主要是益气养阴、调和脾胃，祛痰澄源主要是涤痰解毒散结、活血化瘀。先生治痰常配以疏肝理气，所谓"治痰先治气，气顺痰自消"，气行则水湿痰瘀消，达到辅助祛邪之功。这也体现了先生重视脾胃的健运。脾胃健运则中焦枢纽气机流通，气血生化有源，正气得以恢复，同时也与岭南地区易患湿邪而多用健脾化湿之药有关。先生在"梁氏岭南固本澄源基础方"的基础上，结合淋巴瘤特殊的病因病机，习加用夏枯草、猫爪草以清热解毒、涤痰散结、活血化瘀，即淋巴瘤的固本澄源基础方药组成为：黄芪、三七片、红景天、竹节参、莪术、黄芩、夏枯草、猫爪草、柴胡、白术、枳壳。

（三）分毒澄源之辨治骨髓瘤

多发性骨髓瘤乃"瘀毒"所致，澄源重在清解瘀毒。

骨髓瘤目前主要以化疗、造血干细胞移植为主要治疗手段。尽管进行造血干细胞移植前的清髓，但也不能完全避免复发，归根结底是因为体内残留的微量的骨髓瘤细胞难以消除。先生认为本病老年人多见，其处于生理性"肾虚"体质阶段，或因先天禀赋不足，或因后天失养，如劳欲过度、情志不节，或邪毒伤肾，或久病失治，均可致肾虚精亏。肾虚则阴阳不足，阴虚则阳病，阳病则热，热灼津液，炼液成痰，蕴结骨髓；阳虚则阴病，阴病则寒，寒则津液气化不行，津液内停，久成寒痰，流注骨髓；肾虚则精髓失养，痰凝髓海，聚成瘀毒，形成肾虚血瘀病证。

因此，对于无症状和处于稳定阶段无进展／平台期骨髓瘤患者，多以肾虚为本，血瘀为标，邪毒为因，标实本虚，故治疗上当固本澄源，补肾活血，化痰解毒。先生在"梁氏岭南固本澄源基础方"的基础上，结合骨髓瘤特殊的病因病机，习加用夏枯草、猫爪草以涤痰散结，祛除残留的骨髓瘤细胞，加用巴戟天以补肾强筋骨，即骨髓瘤的固本澄源的基础方药为黄芪、三七片、红景天、竹节参、莪术、黄芩、夏枯草、猫爪草、巴戟天、柴胡、白术、枳壳。若患者以肾阳虚为主，先生多予菟丝子、补骨脂、淫羊藿、杜仲、锁阳、熟附子等以温补肾阳；肾阴虚者，多予墨旱莲、女贞子、盐山萸肉、五味子、何首乌等以滋补肾阴；以血瘀为主者，多予桃仁、红花、水蛭、地龙、苏木、全蝎等以活血化瘀。对于兼症，如腰腿痛，加杜仲、天麻、骨碎补、全蝎等；骨质疏松加补骨脂，配合强骨胶囊；气血亏虚加鹿角霜（鹿角胶）。

综上所述，先生以黄芪、三七片、红景天、竹节参／党参、薄树灵芝益气养阴扶正，以莪术、黄芩、夏枯草、猫爪草化痰解毒祛邪，以补骨脂、锁阳、巴戟天补肾填精。近年来先生感悟岭南气候，在血液肿瘤的治疗方药中，常加柴胡（主升）、炒枳壳（主降）、炒白术（运化中土）以疏肝健脾祛湿，固护脾胃。

四、澄源辨治习用的中成药

在用汤药辨病施治的同时，先生喜用含有"砷"的中成药八宝丹、安脑丸，特别是在停用汤药后，作为血液肿瘤的巩固治疗，通常治疗时间为 1～2 年。

八宝丹的主要成分为牛黄、蛇胆、羚羊角、珍珠、三七、麝香等。先生认为牛黄清热，蛇胆解毒，羚羊角清肺肝之热，珍珠安神，三七止血活血不留瘀，麝香助诸药走窜十二经以荡除余毒。此药除口服用于解毒抗癌，抑制肿瘤细胞，清热利湿以改善岭南患者的湿热体质之外，还可外用于疱疹、溃疡、脓肿等，有良效。

安脑丸的主要成分为牛黄、猪胆汁粉、朱砂、冰片、水牛角浓缩粉、珍珠、黄芩、黄连、栀子、雄黄、郁金、石膏、代赭石、珍珠母、薄荷脑。先生发现其中朱砂、雄黄等解毒类矿物药中含有砷的成分，有抗细胞增殖、降低血细胞的效应，可用于慢性白血病、急性白血病维持治疗阶段、多发性骨髓瘤、淋巴瘤、慢性骨髓增殖性疾病（如骨髓纤维化、真性红细胞增多症、原发性血小板增多症）等。此外，亦可将药丸加水调成糊状后外敷于溃疡、疱疹、脓肿等，有良效。

五、典型病例

病例 1

基本信息：患者，男，40 岁，2014 年 8 月 22 日初诊。

病史：患者 2013 年 11 月发现脾大，肋下 4cm，颈部、腋窝及鼠蹊部淋巴结肿大，约 2cm×2cm 大小，伴盗汗、消瘦。查血常规，白细胞 $14×10^9$/L，淋巴细胞 $7×10^9$/L，血红蛋白 86g/L，血小板 $34×10^9$/L。淋巴结活检示 CD5（+），CD21（+），CD23（+）。外院予 1 个疗程 COP 方案化疗（环磷酰胺 0.2g，第 1 天、第 15 天，静脉滴注；长春新碱 1mg，第 1 天、第 15 天，静脉滴注；地塞米松 10mg，第 1 天、第 15 天，静脉滴注）等。患者自行至门诊寻求中药调理。

刻下症见患者神清，精神疲倦，余无特殊不适，纳眠尚可，二便调。舌淡，苔薄白，脉滑细。查体：脾左肋下 11cm，肝右肋下未及。

西医诊断：非霍奇金淋巴瘤——套细胞淋巴瘤Ⅲ期。

中医诊断：恶核。

辨证分析：气血两虚，痰阻血瘀。治以补气养血，化痰祛瘀。

处方：北黄芪 40g，党参 20g，黄芩 10g，猫爪草 20g，莪术 20g，夏枯草 20g，山慈菇 10g，大黄 15g（后下），厚朴 20g，枳壳 20g，全蝎 15g。水煎服，日 1 剂。

成药：安脑丸 1 丸，口服，1 天 3 次；八宝丹 0.6g，口服，1 天 3 次，沙利度胺 100mg，口服，每晚 1 次，甲泼尼龙 4mg，口服，每日 2 次，注射用重组人干扰素 α 1b30μg，肌内注射，每日 1 次，恩替卡韦 0.5g，口服，每日 1 次（既往乙肝病史者）。

2014 年 9 月 19 日二诊：无特殊不适，纳眠尚可，二便调。舌淡苔白，脉滑细。查体脾肋下 9cm。查血常规，白细胞 $8.14×10^9$/L，血红蛋白 125g/L，血小板 $97×10^9$/L。

调整处方：原方去枳壳、厚朴，加醋鳖甲 30g，穿山甲

（现用代用品）10g，桃仁10g，红豆杉10g，以增加活血化瘀、软坚散结之力。安脑丸1丸，口服，每日3次，八宝丹0.6g，口服，每日3次。

2015年1月23日三诊：患者神清，乏力，纳眠尚可，二便调。舌淡，苔薄白，脉滑细。查体：肝脾肋下未及。白细胞$7.04×10^9$/L，血红蛋白152g/L，血小板$128×10^9$/L。中药加大黄芪用量至60g，以增强补气之力，去穿山甲、红豆杉。

2015年7月16日四诊：患者神清，少许乏力，四肢末端麻木，纳眠可，二便调。舌淡暗，苔薄黄，脉弦细。查体：浅表淋巴结未触及肿大，肝脾肋下未及。骨穿示骨髓增生活跃，淋巴细胞易见，其中幼淋细胞占1%。PET/CT：脾脏较前明显缩小，全身多处淋巴结大部分变小、消失。肿瘤活性受抑，评估为完全缓解。

后患者继续间断在门诊接受中西医结合治疗，中药以上方为基础随症加减，成药基本同前，病情稳定，其间每年复查PET/CT均未见复发，血常规波动在正常范围，未见明显异常，正常生存7年以上。

病例2

基本信息： 患者，男，48岁，2015年9月23日初诊。

病史： 患者2015年3月出现腹痛腹胀，2015年9月行CT示腹腔多发淋巴结肿大，伴不全性肠梗阻，行腹腔镜下小肠切除术，取淋巴结活检病理示套细胞淋巴瘤。完善全身PET/CT及骨髓涂片＋活检提示骨髓受累。2015年9月1日行Hyper-CVAD方案化疗（环磷酰胺、表柔比星、长春新碱、地塞米松）。

刻下症见患者神清，精神尚可，面色少华，少许腹胀腹痛，纳眠尚可，二便调。舌淡，苔白，脉弦细。查体浅表淋巴结未扪及肿大，肝脾肋下未及。双下肢无浮肿。

西医诊断：非霍奇金淋巴瘤Ⅳ期A组。

中医诊断：恶核。

辨证分析：气阴两虚，痰瘀互结。治以益气养阴，活血化瘀散结。

处方：北黄芪20g，田三七10g，西洋参20g，莪术20g，黄芩10g，夏枯草20g，猫爪草30g，胡麻仁20g，红景天10g，何首乌20g，天冬20g，甘草10g。水煎服，日1剂。

成药：安脑丸1丸，口服，每日2次，胸腺肽肠溶片15mg，口服，每日1次，沙利度胺100mg，口服，每晚1次，注射用重组人干扰素α1b30μg，肌内注射，隔日1次，丙戊酸钠缓释片0.5g，口服，每晚1次。

2015年11月4日二诊：患者自觉颈部不适，查体双颈部可触及4个肿大淋巴结，约蚕豆大小，无明显压痛。舌淡，苔薄白，脉沉细。查血常规，白细胞9.10×10^9/L，血红蛋白102g/L，血小板296×10^9/L。

调整处方，原方加八月札10g、茯苓15g、猪苓15g、薏苡仁30g，以清热利湿。安脑丸1丸，口服，每日2次。

2016年1月20日三诊：患者自觉颈部不适明显减少，舌淡，苔薄白，脉滑。复查PET/CT：①全身多处淋巴结肿大较前明显缩小、减少，代谢较前明显降低，提示淋巴瘤治疗有效。②躯干中轴骨及四肢长骨近段髓腔代谢较前降低，提示治疗有效。③脾脏代谢较前明显增高，提示淋巴瘤脾脏浸润。考虑治疗有效，上方去猪苓、薏苡仁、八月札，加当归10g、鸡血藤 10g，以补血活血，加鹿角粉 5g、黄精 30g，以增强补肾之功。

2016 年 8 月 11 日四诊：患者无特殊不适，体重增加 5kg 左右，查 PET/CT：全身多发异常高代谢消失，淋巴瘤细胞增殖完全受抑。脾未见异常。白细胞 $2.91×10^9$/L，中性粒细胞 $1.3×10^9$/L，血红蛋白 119g/L，血小板 $217×10^9$/L。评估病情完全缓解。目前继续门诊治疗中，生存 6 年以上。

病例 3

基本信息：陈某，男，61 岁，2008 年 7 月 14 日初诊。

病史：患者于 2006 年 3 月开始无明显诱因出现两侧髋关节、左侧肩胛骨疼痛，活动后明显，不能行走，无关节红肿变形，无发热，伴疲倦乏力，外院予止痛活血药等处理后骨痛缓解不明显。2006 年 10 月骨痛症状较前明显加重，患者至广东省中医院门诊就诊。查血常规：白细胞 $5.9×10^9$/L，血红蛋白 84g/L，血小板 $151×10^9$/L。免疫固定电泳：IgG131g/L。CT 提示：颅骨、胸椎、肋骨骨质不均匀降低并破坏。查骨髓：原始 + 幼稚浆细胞：16.4%。诊断为多发性骨髓瘤（IgG 型 Ⅲ 期 A 组）。患者自觉年龄大不愿化疗，遂至先生门诊就诊。

刻下症见患者神清，疲倦乏力，面色晦暗，两眼干燥，视物不清楚，暂无明显骨痛，舌淡，苔黄，脉滑细。查血常规：白细胞 $8.9×10^9$/L，血红蛋白 158g/L，血小板 $208×10^9$/L。

西医诊断：多发性骨髓瘤（IgG 型 Ⅲ 期 A 组）。

中医诊断：骨髓瘤。

辨证分析：肾虚毒蕴血瘀，兼有里热内结，阴液亏损。治以益肾活血，滋阴清热。

处方：黄芪 30g，决明子 20g，僵蚕 10g，蚕沙 10g，夏枯草 20g，五味子 10g，枸杞子 20g，菊花 20g，生地黄 20g，补骨脂 20g，车前子 20g（包煎），薏苡仁 30g。水煎服，日 1 剂。

成药：骨化三醇 0.25μg，口服，每日 1 次，胸腺五肽注射液 10mg，静脉注射，隔日 1 次，安脑片 1 丸，口服，每日 2 次，沙利度胺 50mg，口服，每日 2 次，甲泼尼龙 4mg，口服，每日 1 次。

2008 年 7 月 21 日二诊：患者服药后眼部不适稍好转，大便两天一次，舌淡红，苔白，脉滑细。查血常规：白细胞 8×10^9/L，血红蛋白 160g/L，血小板 191×10^9/L。

调整处方：黄芪 30g，决明子 20g，僵蚕 10g，蚕沙 10g，夏枯草 20g，五味子 10g，枸杞子 20g，盐山茱萸 20g，补骨脂 20g，丹参 20g，葛根 20g，甘草 10g。日 1 剂，水煎服。

其后患者多次复诊，基于岭南湿地经验，先生辨证给予扶正（黄芪、补骨脂、巴戟天、盐山茱肉等）+祛邪（莪术、夏枯草、半枝莲、白花蛇舌草等）+健脾祛湿通便等（大黄、枳壳、白术、石菖蒲、泽兰等）等中药治疗后，病情趋于稳定，无特殊不适。

后予基础方（黄芪、党参、莪术、黄芩、夏枯草、猫爪草）辨证加减治疗至今，患者病情稳定，其间 5 次骨穿均为多发性骨髓瘤缓解骨髓象，血常规波动在正常范围，未见明显异常。

第三节　祛湿退黄法

　祛湿退黄法是先生在岭南临证实践中，结合岭南地域、气候特点，针对先天性溶血性贫血，诸如 α 型地中海贫血，逐渐形成的以辨治溶血性贫血疾病为主，兼并发黄疸病证的特色思路与方法。

20 世纪 90 年代，先生在总结 41 例阵发性睡眠性血红蛋白尿症（PNH）患者中西结合治疗的临床疗效时发现，PNH作为一种后天获得性血管外溶血性疾病，湿热症状突出，随着病程延长，兼气虚血瘀。因此在治疗初期以清热解毒、利湿退黄为主，中后期兼以健脾益气、活血化瘀。先生祛湿退黄法治疗溶血性贫血的思路源于此。后至岭南行医，由于地域、气候、饮食等特点，患者的体质、发病及疾病转归预后与"湿"息息相关，溶血性贫血一类疾病的发病率明显高于冀北，特别是 α 型地中海贫血，故先生在临床实践中不断加深对祛湿退黄法的认识与应用，获得良效。先生逐步扩大其内涵，拓展其运用范围，除先天性与后天性贫血外，还辨证应用于淋巴瘤肿大压迫肝胆、化疗期间肝脏受损、造血干细胞移植过程中排斥反应所致的黄疸病证。先生根据各类疾病的特点，介入中医药之祛湿退黄辨治，兼或健脾补肾，或活血化瘀，或调和肝脾，以消除黄疸，改善症状，稳定病情，促进正气的恢复。

本节以法统病，梳理并总结先生祛湿退黄法辨治溶血性贫血及其他血液病，或特殊治疗如移植等所致肝损伤黄疸类并发症的经验，有助于学习传承，推广应用，进而创新拓展。

一、祛湿退黄法之渊源

"湿"既是邪名，又是病名。《素问·六元正纪大论》曰："寒湿之气，持于气交，民病寒湿"，"地之湿气，感则害皮肉筋脉"。《六因条辨》曰："夫湿乃重浊之邪……故伤表则肢节必痛，中里则脘腹必闷。"此乃自然界湿气太盛，或非其时而有其气，湿邪从外伤人之皮毛肌腠、经络筋骨、脏腑肢节。湿邪常夹寒、夹热致病，形成各具特点的湿类病证。《难经·五十八难》提出伤寒有五：有中风、有伤寒、有湿温、有热病、有温病，首言"湿温"病名，而后王叔和、吴鞠通分别指出："伤寒湿温，其人常伤于湿，因而中暍，湿热相搏，则发湿温"，"湿温者，长夏初秋，湿中生热"。湿温乃是湿邪与热相合所得，热者可为内生，可为外感。暑湿则特指发生于夏末秋初之病，具有发热、烦闷、脘腹痞闷等特有临床表现。另有直接将"湿"冠以某一类疾病之前，体现该类病证的独特性，如《重辑严氏济生方·大便门》载："夫五秘者，风秘、气秘、湿秘、寒秘、热秘是也。"其中"湿秘"特指因湿邪阻遏气机、气机不降所致的便秘。

湿邪致病，根据感邪途径分为外湿与内湿，其发病部位、特点各不相同。《素问·痿论》载："有渐于湿，以水为事，若有所留，居处相湿，肌肉濡渍，痹而不仁，发为肉痿。"《医贯》又言："湿有天之湿，雾露雨是也，天本乎气，故先中表之营卫。"外湿致病，常因以水为业、涉水淋雨、居处地卑湿胜，或寒热调摄不当，外沾雾露、汗出沾衣，湿邪偏盛，侵袭皮肤肌腠、肌肉。内湿相对于外湿而言，《素问·异法方宜论》言："其民华食而脂肥，故邪不能伤其形体，其病生于内。"指出因饮食上嗜食肥甘厚味，或饮酒贪杯，导致脾胃受损，运化失职，水湿不化而湿邪内生；亦有"湿淫于内者，脾土虚弱不能制湿，而湿内生也"（《医方考》），若长期饮酒嗜茶、食生冷瓜果、甜腻之物，或情志不畅，思虑太过，均可损伤脾胃运化功能，成为内湿之源。外感、内生虽感邪途径不同，但关系密切，相互影响：素有脾胃虚弱、内伤湿病之人，同气相求，易受外湿侵袭；外感湿邪易伤脾土，脾胃不能运化津液，停而为湿。

湿邪致病具有独特性：一者，其性黏腻，湿邪常外夹风、寒、暑、热，内夹积、食、气、瘀等，共同致病。古语云"湿邪不孤"，多种病邪胶着难分，寒、热、燥、湿病性错杂，增加治疗难度。二者，湿为阴邪，来缓去迟，侵及范围广泛，吴瑭将其概括为"湿为阴邪，自长夏而来，其来有渐，且其性氤氲黏腻，非若寒邪之一汗即解，温热之一凉即退，故难速已。"与此同时，他提出治湿"三不可"：不可见其头痛恶寒而汗之，不可见其中满不饥而下之，不可见其午后身热而润之，警醒医者当仔细鉴别湿邪各症，以防误治。故湿邪为病，多病程长，病情缠绵难愈，在各类病证发病中占重要地位。

黄疸是以目黄、身黄、小便黄为特征的病证，历代医籍诸多论述指出黄疸发病与湿、脾关系密切。如《素问·阴阳应象大论》曰"中央生湿，湿生土，土生甘，甘生脾……在脏为脾，在色为黄"，《素问·六元正纪大论》亦曰"溽暑湿热相薄，争于左之上，民病黄疸而为胕肿"，《伤寒论》提出"黄家所得，从湿得之"，叶天士言"病从湿得之，阳黄之作，湿从火化，瘀热在里，胆热液泄，熏蒸遏郁，侵于肝则身目俱黄"。脾胃处中州，为一身气机升降枢纽，肝主疏泄，调畅身之上下、内外气机。湿邪侵袭，则脾胃虚弱，肝胆疏泄失职，胆汁不循常道，溢于周身而发黄。此外，湿易夹热或化热而发黄，正如成无己云"湿也，热也，甚者则发黄。内热已盛，复被火者，亦发黄也"，《丹台玉案》载"无湿不成疸"，"黄疸之证，皆湿热所成"。因劳欲过度或食积致脾气虚弱亦可见肤色发黄，

《诸病源候论》指出"黄胖，宿病也……黄胖多肿，色黄中带白，眼目如故，或洋洋少神……多虫与食积所致，必吐黄水，毛发皆直"，"力役人劳苦受伤，亦成黄胖病，俗名脱力黄，好食易饥，怠惰无力"。因脾虚生湿，湿易困脾，脾与湿互为因果，发为黄疸、黄胖或微黄，而湿是导致黄疸主要因素，因此治黄疸当治湿。

《黄帝内经》提出了较为完整的治湿原则，如《素问·至真要大论》载"湿淫于内，治以苦热，佐以酸淡，以苦燥之，以淡泄之"，"湿上甚而热，治以苦温，佐以甘辛，以汗为故而止"，"湿司于地，热反甚之，治以苦冷，佐以咸甘，以苦平之"，"湿化于天，热反胜之，治以苦寒，佐以苦酸"等。《素问·脏气法时论》载"脾苦湿，急食苦以燥之"。概而言之，依据湿邪寒热偏甚、病位深浅，或苦温燥湿，或清热祛湿，或疏风祛湿，并提出预防湿邪的措施，即"禁温食饱食、湿地濡衣"。

至东汉，张仲景对湿邪之病因病机、辨证论治进行了系统论述，创制了一系列祛湿方剂，沿用至今。"风湿相搏，一身尽疼痛"之风湿在表者，"发其汗，但微微似欲出汗者"，用麻杏苡甘汤，兼表虚者予防己黄芪汤，兼表阳虚者予桂枝附子汤、白术附子汤，兼表里阳虚者予甘草附子汤。"太阳病，关节疼痛而烦，脉沉而细"之寒湿在里者，"当利其小便"，可用五苓散、茯苓甘草汤之类。与此同时，提出黄疸病变，于脏腑当责之于脾，太阴寒湿发为阴黄，瘀热以行发为阳黄，湿皆为里，故当利小便。然须分辨湿热之轻重及有无热结形成，分别予茵陈蒿汤、茵陈五苓散、栀子柏皮汤、大黄硝石汤治疗。

至明代，吴鞠通以三焦论湿邪证治。病上焦者为肺，宜开宣肺气、温通心阳，"气化湿亦化"；病中焦者为脾胃，辛开苦降以通中焦；病下焦者为肝肾，病位深，须辛甘温热以护阳，甘淡辛苦以渗湿，酸肝化阴以存阴。叶天士提出"湿胜则阳微"，在确定治则时根据"湿"与"阳虚"偏甚。湿甚阳微者，化湿利小便，湿去阳自复，有平胃散、鸡鸣散、藿香正气散等方药；阳虚盛者，温阳化湿兼通利小便，真武汤、茵陈术附汤皆属此类。

如上所述，祛湿退黄是对血液系统黄疸类证疾病的一种治疗思路与方法，退黄是目的，祛湿是手段。根据湿邪留着部位，或利小便，或发汗，或下之；根据湿邪之寒热，或清热，或温阳；根据湿邪是否夹虚、夹瘀、夹滞，或健脾补肾，或活血化瘀，或行气消滞。

二、祛湿退黄法在现代临证实践中的应用

祛湿退黄法被广泛应用于治疗多种肝胆系统疾病，如因感染、药物酒精损伤、自身免疫性疾病等所致的肝炎、肝硬化、胆结石、胆囊炎、肝胆系统恶性肿瘤等。有专家认为各种原因可以导致胆汁淤积，从而引起胆红素、谷丙转氨酶、谷草转氨酶、γ-谷氨酰转肽酶等升高，可归属中医学"黄疸"范畴，多属湿邪致病，或夹热、夹寒、夹瘀，治疗上选用由茵陈、金钱草、赤芍组成的三味小方为底方，临证加减，多能收获良效。也有专家自拟"金虎退黄汤"治疗急慢性肝炎后期的黄疸病证，指出疾病常因病程缠绵，黄疸日久，湿热蕴结不散，郁而化热化瘀，加之肝病疏泄失职，水湿停滞，痰湿内生，日久亦成瘀，故治宜清热利湿，活血化瘀。金虎退黄汤主要由金钱草、虎杖、栀子、桃仁、红花、桂枝组成，金钱草、虎杖、栀

子利湿退黄，兼活血凉血散瘀，桃仁、红花加强活血化瘀之效，桂枝温阳化气通脉。现代医家亦运用祛湿退黄法辨治多种消化系统肿瘤。如胆管癌起病隐匿，多因肿瘤阻塞胆管致明显黄疸及腹水才被发现，有医家将胆管癌归属于"黄疸""腹痛""积聚"范畴，在治疗上以利湿退黄为立方之本，配以清热、解毒、消积药物，选用茵陈蒿汤合平胃散加减。对黄疸症状突出者，加地耳草、金钱草、虎杖、海金沙等，加强祛湿退黄之效。

亦有医家将其应用于溶血性黄疸病证的治疗。有医家认为溶血性贫血的中医发病机理为脾胃虚弱，运化无力，复感外邪，致脾虚下陷，清阳不升，浊阴不降，聚而成湿，而脾色外露，属本虚标实、虚实夹杂之证，并确立益气健脾、利湿退黄之法，以补中益气汤合茵陈五苓散加减治疗，并善用大黄起调和、退黄、通滞之效。母婴 ABO 血型不合症状属中医学"胎黄""胎漏"，有专家发现黄茵安胎汤可改善产妇与新生儿胆红素与血红蛋白水平。黄茵安胎汤主要由酒大黄、茵陈、栀子、黄芩、菟丝子、炒白术等安胎药物组成，其中酒大黄、茵陈与栀子取茵陈蒿汤之意，以利湿退黄。

三、运用祛湿退黄法辨治血液病经验

血液系统疾病，如各类溶血性贫血：先天遗传性（α-珠蛋白生成障碍性贫血、蚕豆病等）与后天获得性（自身免疫性溶血性贫血、阵发性睡眠性血红蛋白尿症等），其临床以贫血伴黄疸为其常见症状；淋巴瘤等血液肿瘤，或因压迫梗阻，或因放化疗损伤肝胆，也会出现黄疸病变；而伴随着造血干细胞移植术的广泛开展，移植相关并发症趋于增多，常见肝静脉阻塞综合征与移植物抗宿主病等，易于呈现黄疸类症状。不论溶血性，还是阻塞性，抑或肝细胞性黄疸，其临床表现常见身目黄染、尿液黄赤，属中医学"黄疸"范畴，从湿论治是其主要治则之一。

"黄家所得，从湿得之"，张仲景根据其病机特点，创制了以茵陈蒿汤为基础的系列方剂，如茵陈蒿汤、茵陈五苓散、茵陈术附汤。茵陈蒿汤由茵陈蒿、栀子、大黄组成，用于治疗谷疸和阳黄，《伤寒杂病论》载"谷疸之为病，寒热不食，食即头眩，心胸不安，久久发黄为谷疸，茵陈蒿汤主之"，"阳明病，发热汗出者，此为热越，不能发黄也；但头汗出，身无汗，剂颈而还，小便不利，渴引水浆者，以瘀热在里，身必发黄，宜下之，以茵陈蒿汤"。方有执在《伤寒论条辨》中解释："茵陈逐湿郁之黄，栀子除胃家之热，大黄推壅塞之瘀。三物者，苦以泄热，热泄则黄散也。"他认为茵陈为方中君药，主入肝胆而走表，散外显之黄；栀子清泄三焦，通利小便，引湿邪从前阴而下；大黄泻下峻猛，主入胃肠，逐湿从后阴而出。药虽仅有三味，但力专，使邪有出路，共奏泄热退黄之功。先生受此启发，以祛湿退黄法为原则，加减茵陈蒿汤治疗溶血性贫血，在临床屡获佳效。先生经过多年临床实践，摸索规律，根据血液病的特点，加以演变，逐渐确立了祛湿退黄法的基本组方，即以茵陈、大黄、车前子、金钱草为四大基石的"茵陈大黄汤"。

茵陈味苦辛，微寒，归脾、胃、肝、胆经，《神农本草经》言其"主风湿寒热邪气，热结，黄疸"，《雷公炮制药性解》亦载其"行滞气，能发汗，去风湿，"可见其辛能发散行气，苦能燥湿，行于内外，通利水道，使湿邪从小便而出，以达到利湿退黄、清热解毒之效。金钱草味甘咸，微寒，归肝、胆、肾、膀胱经，善利湿退黄、利尿通淋。车前子味甘，微寒，归肝、肾、小肠经，具有利尿通淋、渗湿止泻之效，《神农本草经》注："利水道小便，除湿痹。"《神农本草经》载大黄为"味苦，寒，无毒，主下瘀血，血闭，寒热，破癥瘕积聚，留饮，宿食，荡涤肠胃，推陈致新，通利水谷，调中化食，安和五脏"，其通脏腑、降湿浊具体表现为降浊阴以升清阳，祛瘀以生新血。车前子与大黄合用，使湿邪从二便而去。现代药理研究发现茵陈主要通过增强胆囊收缩、增强肝细胞功能、促进胆汁分泌、增加胆红素和胆汁酸外排发挥利胆作用。金钱草中鞣酸、甾醇、黄酮类等化学成分能促进胆汁分泌，使胆管结石易于排出，减轻胆管阻塞。

在上述方药基础上，先生针对不同疾病，病证结合辨析，以利湿法为主，联合活血、祛瘀、清热等，以达到利胆退黄之效。

（一）分期辨治后天获得性溶血性贫血

溶血性贫血按其来源可分为先天性和后天获得性，后者最常见的两类疾病为阵发性睡眠性血红蛋白尿（PNH）和自身免疫性溶血性贫血（AIAH）。根据其发病缓急，又可分为急性发作期与慢性缓解/持续期。究其病因，先生认为主要为后天调养不当，如劳倦过度、饮食失节、情志失调，或外感湿毒，使脾肾渐伤。脾肾气虚和/或阳虚，气血生化乏源，呈现虚劳血虚之象；又因推动无力，脾虚生湿，复感湿邪，内外湿毒反困脾土，阻遏其运化水谷化生营血，阻遏肝胆正常疏泄，胆汁不循常道，上蒸双目，外溢肌肤，下注膀胱，发为黄疸。肾为先天之本，脾为后天之本，生理状态下，肾精有赖于脾运化水谷精微以滋养，脾运化又赖于肾阳温煦，二者互根互用。在病理状态下，脾肾相关，脾病及肾，肾病及脾，日久则二者同病，皆成虚劳之象。故后天获得性溶血性贫血病性虚实夹杂，本虚标实，脾肾亏虚为本，湿邪内蕴为标。治疗上当以扶正祛邪为原则，健脾补肾，并根据虚损程度有所侧重，兼以利湿活血。

阵发性睡眠性血红蛋白尿（PNH）是一种后天获得性造血干细胞基因突变引起血细胞膜缺陷所致的慢性血管内溶血病。先生认为 PNH 病位在骨髓，脏腑责之脾肾，病性以脾肾亏虚为本，以湿瘀内蕴为标，治以扶正祛邪为原则，根据病情分期治疗。在急性溶血期，临床表现多为腰背酸痛、黄疸、倦怠乏力加重，甚则心悸、气促、高热恶寒，尿闭，苔黄腻，脉弦数。根据病情轻重缓急，分别给予扶正祛邪或祛邪为主的治疗。病势不甚危急者，治宜健脾补肾为基础，加大清热活血、利湿退黄的力度。用药以加味参芪仙补汤为基础，加活血行气之木香、当归、川芎、益母草，清热祛湿退黄之茵陈，分消湿热从二便而去之大黄、车前子，益母草亦有清热利湿之效。病情重者，乃外感湿热毒邪波及营血之湿热阳黄为主，病性多属实证，病位在营（血）分，此时当清热利湿、凉血解毒为主，需辨别湿、热、毒之偏重，分别选用栀子柏皮汤、茵陈蒿汤、茵陈五苓散、清营汤等。恢复期常表现为面色无华或萎黄，心悸气短，头晕耳鸣，腰膝酸软，舌淡苔白，脉沉细或细数。治以健脾补肾、气血双补为主，培元固本，稍辅以利湿退黄。

自身免疫性溶血性贫血（AIHA）是一种因 B 淋巴细胞功能异常亢进，产生大量抗红细胞抗体，加速红细胞破坏的一类溶血性疾病。其中温抗体型是 AIHA 最主要的抗体类型，其导致的溶血主要发生在脾脏，为血管外溶血。临床上常见患者面色少华或萎黄、神疲懒言、气短乏力、心悸、头晕、肢体困重，或腰膝酸软，或小便色黄，舌体胖，舌质淡，苔薄白或微黄腻，脉细等。先生认为 AIHA 的病位在脾，日久及肾，湿邪贯穿疾病始末。故治疗以健脾利湿为主，辅以补肾活血。急性期湿热之象明显，当以祛邪为主，兼以扶正，确立健脾利湿、清热解毒的治法，选用茵陈五苓散，酌加大黄、金钱草，使湿热从二便而去；并配伍健脾利湿之品，如黄芪、党参、白扁豆、茯苓等扶助正气。慢性期实邪不盛，湿浊留恋，脾肾亏虚明显，当健脾补肾以固本，利湿活血以清除余邪。偏于气血亏虚者，以参芪四物汤加减，配合健脾利湿之品，如白术、薏苡仁、木香、陈皮等；偏于肾虚者，以参芪仙补汤加减，配合益肾温阳之品，如锁阳、巴戟天、淫羊藿等，配合滋阴填精之品，如紫河车、鹿角粉、黄精等。

概而言之，对此类后天获得性溶血性贫血，总的基本治则为扶正祛邪。扶正重在健脾补肾：AIHA 健脾为主，补肾为辅，而 PNH 则以补肾为主，健脾为辅。祛邪以利湿退黄为要：AIHA 则清热利湿，PNH 则利湿活血，尤其是急性溶血发作期，以祛邪利湿为主，随症加减辨治。

（二）利湿退黄、活血祛瘀，辨治 α 型地中海贫血

α- 地中海贫血是由于编码珠蛋白的基因缺陷，致使一种或一种以上珠蛋白肽链减少所引起的一组遗传性溶血性贫血。先生由冀北至岭南的行医过程中发现，岭南之地 α 型地中海贫血患者尤其多，患者多为儿童或青少年，有长期输血史，病程长，常表现为轻到重度贫血，伴皮肤、巩膜黄染，肝脾肿

大。对此，先生认为α-地中海贫血当属中医学"虚劳""黄疸""癥瘕"范畴。其发病是先天因素、后天因素共同作用的结果。先天因素为机体禀赋不足，肾精亏虚。后天因素与湿邪息息相关，清代名医何梦瑶云："岭南地卑土薄，土薄则阳气易泄，人居其地，腠理汗出，气多上壅。地卑则潮湿特盛，晨夕昏雾，春夏淫雨，人中多湿……"岭南因其特殊的地理环境，使得湿邪偏甚，机体外感湿邪，或热化，或寒化，久留不去，加之饮食甜腻、生冷、肥厚，日久伤脾生湿。内湿与外邪相合，阻碍机体气机运行，气不行则湿邪留而成瘀，骨髓因瘀不能正常化血，肝脾因瘀而成癥瘕，同时肌肤色黄。病性为本虚标实，治疗上亦是扶正祛邪。先生在治疗一例极重的α型地中海贫血患者时，应用茵陈、车前子、大黄、金钱草、莪术、黄芩、丹参、醋鳖甲、竹节参等组方，配合中成药八宝丹，取得显著疗效。受此启发，先生提出利湿退黄、活血祛瘀治法，并在临床中不断实践。先生通过一定数量的临床病例研究，证实了该法的有效性，为α-地中海贫血的中医治疗提供了新的治疗思路。

α-地中海贫血虽为先天性疾病，始因先天禀赋不足，其表现的血虚、乏力亦为虚劳征象，但在疾病长期发展过程中，湿瘀实邪积聚，致新血不生，因虚致实，因实致虚，循环往复。其湿瘀形成原因有二：一为脾肾两虚，脾虚不能运化水湿、输布津液而生内湿，又因脾虚易感外邪招致外湿；肾虚则一身之气运行不畅，气行则血行，气虚（滞）则血瘀，湿郁日久亦可成瘀。二为患者长期依赖输注红细胞，导致铁过载，沉积于组织器官，中医认为是瘀毒。因此，先生归纳了利湿退黄、活血祛瘀的治法，着重强调活血祛瘀的重要性。活血祛瘀消癥可缩小肝脾，减轻压迫症状，更为重要的是能祛除瘀血，达到祛瘀生新之效。在遣方用药上，与 α 型地中海贫血的三大症状"贫血""黄疸""脾大"一一对应。退黄者，以中药茵陈大黄汤加减、中成药八宝丹、西药熊去氧胆酸及苯巴比妥共同作用，三管齐下。脾大者，予莪术、醋鳖甲之类消癥散结，桃仁、苏木之属活血行气。同时针对本虚，予党参、黄芪、阿胶、当归等补养气血。

（三）利湿退黄，辅以调和肝脾，辨治造血干细胞移植后肝排斥

移植物抗宿主病（GVHD）是造血干细胞移植后，患者体内重建的供者来源的免疫细胞攻击受者脏器造成的组织损伤。其中肝脏 GVHD 以皮肤及巩膜深度黄染、尿黄赤、苔黄腻、脉弦滑为主要表现，伴肝区不适、腹胀、胃纳欠佳、厌食油腻。根据临床表现可归属湿热黄疸范畴，病位在肝、胆、脾，且与心相关，病性本虚标实，病机为移植预处理方案耗伤气阴，气机不利，肝胆疏泄失职，易于肝郁。一则肝郁脾虚，脾虚易于生湿，再则肝郁气滞，湿瘀内阻，胆汁排泄失常。对此，先生以茵陈蒿汤为首选方，茵陈蒿清热利湿，疏肝利胆，可促进胆汁分泌和排泄；大黄味苦性寒，归脾、胃、肝经，"主下瘀血，破癥瘕积聚，荡涤肠胃，推陈致新"（《神农本草经》），使湿热从大便而下。现代药理学证实大黄能促进胆囊收缩，增加胆汁分泌和流出。车前子"利水道小便，除湿痹"，使湿热从小便而出。因久病必有瘀，先生临床重视活血退黄，常选用虎杖、丹参、郁金等活血祛瘀退黄。与此同时，肝郁脾虚，肝木乘脾土，疏肝不忘理脾，先生喜用柴胡疏肝、白芍柔

肝，白术、枳壳理气健脾，从源头调理肝脾。

四、衷中参西用药特色

针对先生衷中参西特色，梳理其在岭南辨治易于呈现黄疸的一类疾病（如溶血性贫血、放化疗或移植等并发症等）而习用的药物，如熊去氧胆酸、苯巴比妥、沙利度胺、羟基脲、八宝丹等。

熊去氧胆酸：是一种胆酸制剂药物，其药理机制是通过抑制胆固醇在肠道内吸收、降低胆固醇向胆汁中分泌，以此促进胆结石溶解。主要应用于胆囊胆固醇结石、胆汁淤积性肝病、胆汁反流性胃炎等。

苯巴比妥：是巴比妥盐类的一种，除了镇静催眠、抗惊厥作用外，还可以通过诱导葡萄糖醛酸转移酶结合胆红素，从而降低胆红素的浓度。溶血性贫血常伴有胆红素异常升高，先生在应用中药辨证治疗同时，应用熊去氧胆酸 10mg/（kg·d），配合苯巴比妥 30mg，每日 3 次，促进肝细胞分泌和胆汁酸排泄，达到明显退黄疗效。

沙利度胺：作为一种免疫调节剂，其通过抑制血管生长因子表达，阻断新生血管生成，从而产生抗肿瘤、抗自身免疫病作用，广泛应用于多种肿瘤及自身免疫性疾病，如多发性骨髓瘤、麻风结节性红斑。在 α-型地中海贫血的研究中发现，沙利度胺能减缓红系细胞的分化成熟，增加未成熟红细胞的增殖，从而有效诱导胎儿血红蛋白产生，一定程度上提高血红蛋白浓度；同时其具有缩小脾脏的作用。

羟基脲：是一种细胞周期性药物，对 S 期细胞敏感，可阻止核苷酸还原为脱氧核苷酸，干扰嘌呤及嘧啶碱基生物合成，选择性阻断 DNA 合成。临床可用于慢性粒细胞白血病、黑色素瘤、肾癌、头颈部癌、骨髓增殖性疾病等。近些年也有临床研究证实，羟基脲能减少溶血及增强红细胞生成活性，改善贫血及物质代谢。

临床上先生根据患者具体情况使用上述药物，或相互配合，可获得提升血红蛋白浓度，减少输血依赖的效果。羟基脲常用剂量为 10 ～ 30mg/（kg·d），沙利度胺为 50 ～ 100mg，每晚 1 次。

八宝丹： 是主要由体外培育的牛黄、蛇胆、羚羊角、珍珠、三七、人工麝香等药物组成的中成药，具有清热利湿、活血解毒、去黄止痛的功效。适用于湿热蕴结所致的发热、黄疸、胁肋胀痛，或是湿热下注所致尿道灼热刺痛及病毒性肝炎、急性胆囊炎、急性泌尿系感染等。先生利用其清热利湿、活血解毒这一功效，应用于 α 型地中海贫血伴脾大患者，以达到利湿退黄、散瘀消癥的目的，又因制成胶囊，取"丸剂缓图"之意，坚持服用改变患者湿热体质。

五、典型病例

基本信息： 女性患者，22 岁，2015 年 5 月 14 日初诊。

病史： 患蚕豆病 14 年，溶血反复发作，呈进行性加重。刻诊：面色少华，身目黄染，形体瘦弱，疲倦乏力，少气懒言，腹部胀满，纳差，睡眠可，小便黄，大便偏烂不成形，舌淡暗，苔黄稍腻，脉沉细。查血常规：血红蛋白 64g/L，肝功能：总胆红素 53.1μmol/L，直接胆红素 20.8μmol/L。

西医诊断： 葡萄糖 -6- 磷酸脱氢酶缺乏症。

中医诊断： 虚劳（脾肾两虚、湿瘀内蕴）。

治法：健脾补肾，利湿活血。

处方：黄芪60g，党参20g，红景天12g，鹿角粉2包（12g），当归10g，川芎10g，赤芍10g，益母草20g，炒白术20g，茵陈10g，车前子20g，茯苓20g，瓜蒌皮20g，甘草10g。7剂，水煎服，日1剂，早晚分服。配合短程激素控制溶血。

2015年5月23日二诊：患者诉服药后乏力稍好转，易困倦，纳食无味，食少，小便黄，大便成形，舌淡红，苔黄腻，脉沉细。查体：胆囊区明显压痛，墨菲征阳性。守原方，去瓜蒌皮，党参加至30g，炒枳壳10g，柴胡10g，木香15g，川楝子10g，延胡索10g，金钱草20g，茵陈蒿10g，扁豆20g，大黄10g。14剂，水煎服，日1剂，早晚分服。停服激素。

2015年6月26日三诊：患者诉精神逐渐好转，疲倦乏力改善，纳食较前明显好转，余未诉明显不适。复查血常规：血红蛋白78g/L，肝功能：总胆红素35μmol/L，直接胆红素10.6μmol/L。守方随症加减服用半年，患者病情稳定，未诉特殊不适，复查血红蛋白波动在90～100g/L，总胆红素20～30μmol/L，直接胆红素10μmol/L。

按语：患者因先天禀赋不足，加之后天失于调养，病情反复发作。证属脾肾两虚，湿瘀内蕴，治以健脾利湿为主，兼补肾活血，予参芪四物汤加减。黄芪、党参、白术、红景天健脾益气，鹿角粉补肾填精，当归、川芎、赤芍、益母草活血化瘀，茵陈蒿、车前子、茯苓利湿退黄。患者服药后症状好转，但易于困倦、纳差，胆囊区明显压痛，此乃湿瘀蕴久，中焦气机不畅，肝胆失于疏泄，不通则痛，守方加量党参、扁豆健脾祛湿，加金钱草、大黄利湿退黄，使邪从二便分消，配伍理气之枳壳、木香，调畅中焦气机，柴胡、川楝子、延胡索疏肝止痛，甘草调和诸药。诸药合用，标本兼治，故得良效。

第四节　活血化瘀法

活血化瘀法是多种疾病常用治法之一，也有丰富的古代理论及实践经验。在此基础上，先生注重临床实践积累，尤其南下广州后，重视活血化瘀法在各种血液疾病中的应用，不断完善和创新活血化瘀法。

先生认为临证应抓住血积、血瘀的基本病机，而确立活血化瘀为主要治法。常见如骨髓增殖性疾病，包括真性红细胞增多症、原发性血小板增多症、慢性髓系白血病、原发性骨髓纤维化等，均以血细胞明显增多，或肝脾肿大，或伴有贫血为主要临床表现，属中医学气血运行不畅，气滞血瘀或气虚血瘀表现。同样，如多发性骨髓瘤、α型地中海贫血伴巨脾、慢性再障和骨髓增生异常综合征等疾病慢性阶段，均呈现不同程度的血瘀症状。因此，血液病的辨治常常离不开活血化瘀法。同时还需针对瘀血日久导致的气滞、郁热、瘀毒、血虚等病理状态有所侧重，随症加减，如理气活血化瘀、清热活血化瘀、益肾活血化瘀、益气活血化瘀、软坚散结等。在辨病确立治法基础上，辨证施治，随症加减。一般早期以血瘀实证为主，治宜活血化瘀、软坚散结，消除血瘀，通畅血脉，有助于扶正祛邪药物发挥作用；防止毒瘀互结而致病情迁延，甚至向白血病转化。

本节在对活血化瘀法梳理基础上，以法统病，总结先生运用此法辨治常见血液病的经验，有助于学习传承，推广应用，进而创新拓展。

一、活血化瘀法之渊源

一般认为，活血化瘀法是应用具有调畅血行、消散瘀滞、调经止痛的药物，以消散、攻逐体内瘀血来治疗瘀血病证。经历代医家的长期临床探索和实践，积累了丰富的关于活血化瘀法的理论知识和实践经验。

《黄帝内经》中虽无"瘀血""血瘀"等表述，但有"恶血""血菀"等记载，所论及的瘀血涵盖了多种内外因素导致的血行缓慢及血不归经等一系列疾患，并提出"去菀陈莝""疏其血气，令其调达，而致和平"的治疗法则。《灵枢·痈疽》曰"寒邪客于经络之中则血泣，血泣则不通"，指出血受寒则凝，凝则成瘀。《素问·缪刺论》也有述及"人有所堕坠，恶血留内，腹中满胀，不得前后"，此处"恶血"即为瘀血。

汉代张仲景在《金匮要略》中从理法方药、病因病机等多角度研究总结理血法的具体应用，以出血和瘀血相关病证论述为多，其理论对中医的用药、临床应用等有重要的指导作用。他创制了诸多活血化瘀方治疗疼痛、癥积等多种血瘀证，如当归四逆汤、桃核承气汤、大黄牡丹汤、大黄䗪虫丸、桂枝茯苓丸等，灵活多变，不拘一格。

在《黄帝内经》及《金匮要略》的影响下，活血化瘀理论与实践经历代医家不断发展完善。到清代，活血化瘀法更是得到了空前发展，涌现出诸多擅用活血化瘀法的医家和相关著述，其中有代表性的医家有唐宗海和王清任。其中唐宗海的《血证论》是辨治血证的专著，对瘀血理论及出血与血瘀之间的关系做了详尽论述，明确提出出血也存在瘀血，扩大了活血化瘀法的应用范围。唐宗海把消瘀作为治血四法之一，认为："旧血不去，则新血断然不生。"王清任的《医林改错》详细阐述了活血化瘀法，他提出"血有亏瘀，血亏必有亏血之因……"并提出气虚血瘀学说："元气既虚，必不能达于血管。血管无气，必停流而瘀。"此即气虚不能推动血液运行，血行无力而成瘀。他对血瘀证的症状、证候、辨识、治疗等都有丰富的论述，活血化瘀法扩大应用至内科、外科、妇科、儿科等多个领域，丰富了活血化瘀法的内容，成为活血化瘀疗法的集大成者。

瘀血的发生与多种因素相关，如出血致瘀，《素问·举痛论》曰："血泣不得注于大经，血气稽留不得行，故宿昔而成积矣。"血寒致瘀，《素问·调经论》云："……寒气积于胸中而不泻，不泻则温气去，寒独留，则血凝泣，凝则脉不通……血热致瘀。"《医林改错》："血受热则煎熬成块。"因虚致瘀，《灵枢·经脉》："手少阴气绝则脉不通，脉不通则血不流。"气滞致瘀，《济生方·积聚论治》："情志为病，首先病及气分，使肝气不舒、郁结，导致肝脾气机阻滞，续则由气及血，使血行不畅，经隧不利，脉络瘀阻。"……可见瘀血可由多种因素导致，同样瘀血也可导致气滞、郁热、血虚等病理状态的发生。

中医内科学认为，瘀血是指因血行滞缓或血液停积而形成的病理产物，又称"恶血""败血"等，也是一种致病因素，而血瘀是一种病理状态。瘀血致病的特点：①疼痛，多为刺痛，痛处固定不移，拒按，夜间痛甚。②可见肿块，部位固定。③出血，因瘀血阻滞，损伤血络，血溢脉外而见出血色紫黯，或夹有血块。④颜色紫黯，包括面色紫黯，口唇、爪甲青紫，舌质紫黯，或舌有瘀斑、瘀点等。⑤可出现肌肤甲错，脉涩或脉结代等。

临床常用的活血化瘀法辨治思路如下。

（1）辨瘀血部位，分而治之

对体内不同部位的癥积，以化瘀消癥散结为主，酌选膈下逐瘀汤、少腹逐瘀汤、桃红四物汤等；胸痹则治以活血化瘀，畅通心脉，常用栝蒌薤白半夏汤加活血化瘀之川芎、丹参、桃仁、红花等。中风恢复期及后遗症期、脉痹，以益气活血、化瘀通络为主，多用补阳还五汤减。

（2）新瘀久瘀，各有侧重

新瘀当急清之除之，久瘀当缓消之、化之。

（3）重视瘀血所致兼证

气滞者，配伍疏肝理气药物，气行则血行；气虚者常配伍益气养血之药；瘀久郁热者，清热活血散瘀；寒凝血瘀者，加温经散寒之药以温通血脉；夹痰者，加化痰之药以使浊痰得化，经脉得通；血虚者，酌加养血活血之药，祛瘀不伤正；阴虚者则配伍滋阴养血之药，防化瘀伤阴。

二、活血化瘀法在现代临证实践中的应用

当代临床上许多医家将活血化瘀法用于临床辨治中，在心血管方面，郭士魁、陈可冀等心血管专家推崇活血化瘀理念，广泛应用活血化瘀辨治胸痹心痛之证，使得冠心病患者的临床疗效显著提高。肾病方面，中医肾病专家邓跃毅将行气活血化瘀法贯穿于膜性肾病治疗始终，临床实践中亦取得显著疗效。

恶性肿瘤方面，有专家认为多数恶性肿瘤患者有血瘀表现，血瘀、血脉不通是其主要病机，气滞血瘀贯穿肿瘤发病的全过程和各病理阶段，尤其是肿瘤疾病处于高凝状态者。在内分泌疾病方面，国医大师祝谌予认为糖尿病伴慢性并发症者，气阴两伤、血瘀不活贯穿疾病始终，血瘀既是糖尿病的致病因素，又是病理产物。糖尿病早期多为气虚血瘀，中期痰凝血瘀，晚期则为瘀血停滞，活血化瘀为重要治疗法则。妇科疾病方面，褚玉霞教授认为"大凡出血之病，总归血络受损，不论新久，往往夹有瘀血"，在治疗崩漏需用止血药时，选用既能止血又兼化瘀之品，以防止血留瘀之患，达到祛瘀生新，等等。此外，活血化瘀法在中医外科、骨伤科、皮肤科中的应用也十分广泛。

活血化瘀法也广泛应用于现代血液病的辨治。如有临床研究报道运用活血化瘀和清热解毒法治疗真性红细胞增多症，标本同治，予自拟降红汤（白花蛇舌草、知母、半枝莲、赤芍、白芍、虎杖、漏芦、丹参、黄柏、三棱、莪术、黄药子、青黛、雄黄粉）后，皆达到临床缓解。国医大师周仲瑛运用益气温阳活血法辨治原发性血小板增多症，方中用当归、赤芍、川芎、桃仁、红花、泽兰、炙水蛭、鬼箭羽等活血化瘀。中医血液病专家麻柔认为因毒致瘀、毒瘀互结是原发性血小板增多症的主要病机，他运用具有解毒散瘀功效的青黄散"泄其实"，并辨证使用活血化瘀及兼补脾胃的中药汤剂，取得了良好疗效。也有专家认为恶性淋巴瘤发病多与"痰、瘀"关系密切，因此确立了"祛瘀解毒、化痰散结"的治法，创立了"治心法"和"四期五法六方"理论，临床取得了显著疗效。也有基础动物实验研究表明，血府逐瘀汤可通过增加骨髓中较早期造血干细胞的数量，提高其增殖能力，从而提高造血机能，达到生新的作用。

三、运用活血化瘀法辨治血液病经验

先生运用的活血化瘀法源于对《金匮要略》中大黄蟅虫丸治疗虚劳血痹的参悟，将"瘀血不去，新血不生""离经之血，皆为瘀血""瘀血内阻，血不归经，溢于脉外"作为活血化瘀法辨治血液病的理论基础。不论冀北行医，还是岭南临床，先生均辨证予活血祛瘀治疗，应用广泛。如对于慢性再障，先生常在补肾填髓同时，加入活血化瘀药味；如遇"久病不愈""难治贫血""反复紫癜"等难治性血液病，常在辨证基础上酌加活血化瘀药味；遇各种血液病伴随肝脾肿大，常治以活血化瘀、软坚散结，等等。此外，先生也根据岭南湿热气候特点，因地制宜，活血化瘀的同时酌加清热、祛湿、理气药物。

（一）理气活血化瘀，辨治骨髓增殖性疾病

慢性骨髓增殖性疾病（CMPD）是造血干细胞肿瘤增殖性改变，临床上包括真性红细胞增多症（PV）、原发性血小板增多症（ET）、原发性骨髓纤维化（PMF）等。先生根据临床症状特点，将其归属于中医学"血积""癥积""血实""劳癥"等范畴。其病因以本虚为主，多因年老体弱，或劳倦过度，或外感邪毒伤及脏腑，以脾肾气虚为主，脾肾阳气不足，血行不畅导致血瘀；标实包括情志不遂，肝失疏泄，或病久入络成瘀，积久成毒，瘀毒内蕴骨髓，而致"血积"。因此，本病瘀血的产生，有因实而致瘀者，与肝郁、气滞、热蕴、痰积、毒结相关；有因虚而致瘀者，与先天禀赋薄弱或后天脾肾不足相

关。气为血之帅，气行则血行，气滞则血瘀，故气之虚实与瘀血最为相关。而临床辨析亦有不同，其中 PV、ET 以血瘀毒蕴之邪实为主，凸显血积特点；而 PMF 除了癥瘕痞块外，常伴虚劳血虚，为正虚邪实之证，区别在于瘀毒内蕴程度不同，病位浅者在血脉，深者则在骨髓。因此，先生临床上总以活血化瘀为治法，根据疾病不同状态，辨证施治。常见证型为瘀毒内蕴、肝火郁滞、气虚血瘀、脾肾阳虚。其中，瘀毒内蕴表现为面色暗红，口唇紫黯，或肌肤甲错，或胁下积块，手足麻痹，间或头痛，妇女可见闭经或痛经，舌暗红，苔白略腻，脉弦细或涩，先生常选用血府逐瘀汤加减。肝火郁滞表现为头痛眩晕，耳鸣口苦，面色红赤，胁肋胀痛，烦躁易怒，便秘尿黄，或齿鼻衄血，舌暗红，苔薄黄略腻，脉弦细略滑，先生治以活血化瘀、清肝泻火，选用龙胆泻肝汤加减。气虚血瘀表现为神疲乏力，心慌气短，头晕目眩，不思饮食，面色无华，痞块坚硬，疼痛不移，舌淡或暗，脉弦细或沉细，先生治以益气养血、活血化瘀，以四君子汤合四物汤加减。脾肾阳虚表现为神疲乏力，食少便溏，腰膝酸软，畏寒肢冷，面色㿠白，痞块癥瘕，舌质淡暗、苔白，脉沉细，先生治以温补脾肾、填精补血，选用八味肾气丸加减。此外，瘀毒内侵骨髓，积聚血脉，易于诱发血栓；或瘀血内阻，血不归经，溢于脉外而发生出血或瘀阻肝脾络脉，凝结胁下而成肝脾肿大之痞块。先生习于在应用活血化瘀药物基础上，联合清热解毒类药物，以清解瘀毒，诸如黄药子、莪术、黄芩、夏枯草、猫爪草等，酌加山慈菇、红豆杉、半枝莲、白花蛇舌草等现代药理研究表明具有解毒抗癌作用的药物。这样兼顾了"瘀""毒"两种病理因素。

（二）益肾活血化瘀，辨治多发性骨髓瘤

骨髓瘤在中医属于"骨痹"范畴，好发于老年患者，与老年人肝肾不足有关。又邪毒内蕴，瘀血内阻，或流注经络筋骨，以致肢节酸楚、筋骨疼痛；甚则导致脏腑失调，新血不生而癥瘕积聚、虚劳血虚。故先生认为其病机为肾精亏耗，髓虚骨枯，血瘀邪毒内侵，瘀血阻络，当以补肾活血化瘀为法治疗。

对于疾病进入进展期，临床症状明显者，先生认为此时为正虚邪侵，毒蕴血瘀为甚，患者易出现骨痛、骨蚀，甚则骨折等骨病症状，在强筋健骨的基础上，常加用活血通络之品，尤其虫类，诸如通络止痛之全蝎、蜈蚣等，对瘀血阻络引起的骨痛疗效甚好。

（三）益气活血化瘀，辨治骨髓衰竭性疾病

常见骨髓衰竭性疾病包括再生障碍性贫血（AA）和骨髓增生异常综合征（MDS），均主要表现为骨髓造血功能抑制或减退。其中，AA是一组由于化学、物理、生物因素及不明原因引起的骨髓造血功能衰竭，以造血干细胞损伤，外周血全血细胞减少为特征的疾病。临床上常表现为较严重的贫血、出血和感染。依照再障临床呈现贫血、出血及发热等症状为主，先生将其归属于中医学"虚劳""髓劳"范畴。先生认为慢性再障的发生与奇恒之腑"髓"和肝、脾、肾等脏密切相关。其中，肝、脾、肾亏虚为本，瘀血内阻为标。

瘀血常见病机为：①外感邪毒、内伤劳倦、饮食等，损伤脾肾。先天之本肾虚则精血生成不足，后天之本脾虚，气血生

化乏源。又因"气为血帅"，气虚无力运血，脉内营血生化无源，故气虚血枯而成瘀。②情志过极或外感邪毒（如药毒、污染、射线等），邪毒内伏少阴，耗伤精髓和阴精，精不化血，波及血分，造血失控，遂致肝肾亏虚发病，在此基础上，因脉内营血日久生化乏源，血枯而成瘀。③瘀毒阻络，新血不生，痰湿不化，阻滞气机，痰瘀胶结，损伤正气，肝、脾、肾三脏功能失调，精血不生，气血不化，疾病久久难复，久病入络而成瘀。

先生将再生障碍性贫血分为慢性非重型再障及急性重型再障。慢性非重型再障以慢性全血细胞减少之虚劳血虚征象为主，按"虚则补之""损则益之"的治则，先生在以补肾法为本的基础上，结合患者个体差异及临床表现，配合和血养肝、化瘀解毒法治疗。此外，急慢性再障伴随明显出血和感染症状者，结合"离经之血，皆为瘀血""瘀血内阻，血不归经，溢于脉外"理论，临证亦当配合活血药。

骨髓增生异常综合征（MDS）是起源于造血干细胞的一组异质性髓系克隆性疾病，以髓系细胞病态造血、造血功能衰竭为特点，存在转化为白血病的风险。临床主要表现为贫血，可伴有感染、出血，也属于中医学"髓劳"等范畴。MDS 主要病机为：先天禀赋薄弱，或年老体衰而肝、脾、肾亏虚，复外感邪毒，耗伤精血，虚损劳伤，血瘀毒蕴，发为髓劳，属于本虚标实之证。其中，肝肾亏虚，肝郁气滞可致血瘀；邪毒内蕴，气血不畅，气滞血瘀；或脾肾不足，气虚血瘀；毒蕴血瘀，疾病缠绵，正虚不复，终成难治之症。故瘀血是 MDS 关键病机之一，正如《黄帝内经》所说，"正气存内，邪不可干"，"邪之所凑，其气必虚"，正气不足，多种致病邪气内扰，瘀毒内蕴骨髓，气血失和。

在临床辨证施治上，先生总以扶正祛邪为原则，常用健脾补肾、活血解毒等治法，用药与再障类似，选用参芪四物汤加减，常用药物包括参类、黄芪、当归、白芍、丹参、生地黄、三七、鸡血藤等，并根据患者难治性贫血等表现，酌加红景天养血补气，改善虚劳血虚。

（四）养血活血，辨治出血性疾病

"凡离经之血皆为瘀血"，活血化瘀法不仅可以用于血瘀证，如血栓病，也可用于出血性疾病。由于血液病患者血小板数量和（或）质量异常，以及凝血功能障碍，常见各种出血性疾病，有时一味止血，往往效果欠佳。先生常在收敛止血、凉血止血的基础上，佐以活血养血之剂，选用既有收敛凉血之效，又具活血之力的药物，诸如三七、牡丹皮、赤芍、茜草、郁金、鸡血藤等，使瘀去血不伤。

先生曾应用大剂量具有活血作用的丹参注射液治疗急性早幼粒细胞白血病伴发的 DIC，在输注血小板，并补充凝血因子基础上，可有效改善凝血功能，预防出血。

四、典型病例

病例 1

基本信息： 吴某，男，62 岁。2014 年 2 月 10 日初诊。

病史： 患者 3 年前出现头晕、乏力、皮肤发热，血常规示红细胞计数与血红蛋白水平增高，红细胞最高为 7.5×10^{12}/L，血红蛋白最高为 205g/L。经过骨髓穿刺检查，考虑为骨髓增殖性疾病。B 超：脾肋下 6cm。曾用干扰素、羟基脲治疗，间断放血治疗，效果不佳，遂至梁老处求诊。

刻下症见患者头晕、乏力、身热、自汗，舌红中浅裂、苔薄黄，脉细弦。查体：腹部未及包块。血常规：红细胞 $5.37×10^{12}/L$，血红蛋白 174g/L。

西医诊断： 真性红细胞增多症。

中医诊断： 血积，瘀热内结。

治法： 活血化瘀，清热解毒。

处方： 血府逐瘀汤加减。桃仁 15g，红花 10g，川芎 10g，赤芍 15g，莪术 10g，当归 5g，生地黄 20g，柴胡 15g，枳壳 10g，桔梗 10g，牛膝 10g，甘草 5g，丹参 10g。20 剂，日 1 剂，早晚分服。

二诊（3 月 16 日）：头晕、乏力、身热、自汗等症均减轻。查体：腹部未及包块。舌红、苔薄黄，脉细弦。前方加水蛭 3g，20 剂。

三诊（4 月 13 日）：头晕、乏力、身热、自汗等症不显，腹部未及包块，无其他不适。舌红、苔薄黄，脉小弦。复查血常规，白细胞 $7.64×10^9/L$，红细胞 $5.91×10^{12}/L$，血红蛋白 182g/L，血小板 $154×10^9/L$。加服大黄䗪虫丸（每日 6g）。服药 1 个月后电话随访，诸症未发。后坚持服用中药汤剂及大黄䗪虫丸半年余，多次复查血常规，血红蛋白波动在 136～160g/L。

按语： 患者为中年男性，红细胞与血红蛋白明显增高，西医诊断为真性红细胞增多症，采用干扰素、羟基脲、放血及放射性治疗，但仅暂时性缓解，血常规难以维持稳定。梁老认为，本病病机以瘀血内停为本，病程日久，邪郁化热，酿生瘀毒，阻于髓脉。桃仁性平味苦，活血祛瘀；红花、川芎性温味辛，红花活血祛瘀通络，川芎活血行气，祛风止痛；赤芍性微寒味苦，清热凉血，祛瘀止痛；当归性温味甘、平，补血活血止痛；生地黄性寒味甘、苦，清热凉血，养阴生津。以上共为君药，活血化瘀而养血。柴胡、枳壳性微寒味甘、平，二药行气活血，疏肝解郁，为臣药。桔梗性平味苦、辛，载药上行，合枳壳则升降上焦之气而宽胸；牛膝性平味苦、酸，通利血脉，引血下行，二者为佐药。甘草调和诸药为使药。综观血府逐瘀汤之全方配伍，可谓不寒不热，气血双调，解气分之郁结，行血分之瘀滞，活血而不伤阴，祛瘀又能生新，具有活血化瘀、清热凉血之功效。

病例 2

基本信息： 患者，女，60 岁，2014 年 1 月 10 日初诊。

病史： 患者在外院确诊为 MDS-RA 一年余，予安特尔、环孢素口服治疗，但患者输血依赖，白细胞波动在（3.5～4.1）×10^9/L，血红蛋白 36～58g/L，血小板（72～104）×10^9/L，平均每月输注红细胞 4～8U。

刻下症见患者精神倦怠，面色萎黄少华，活动后头晕心悸，夜眠多梦，舌质暗淡、苔薄，脉弦细。

西医诊断： 骨髓增生异常综合征 – 难治性贫血（MDS-RA）。

中医诊断： 髓劳，脾肾两虚血瘀。

治法： 健脾益肾，活血化瘀。

处方： 参芪四物汤加减。黄芪 60g，党参 20g，麸炒白术 10g，赤芍 20g，川芎 10g，当归 10g，白芍 20g，生地黄 20g，熟地黄 20g，补骨脂 20g，黄精 20g，阿胶 10g（烊化），甘草 10g。

西药：同外院治疗不变。

先生在这一病例中，活血化瘀的治法中并未用血府逐瘀汤为底方，其治疗思路是以扶正为主，以健脾益肾为治疗大法，再配以活血祛瘀，故选用参芪四物汤为基础方。方中黄芪、党参健脾益气，四物汤养血活血，促进血液循环，并改善造血微环境，黄芪、党参、白术针对后天之本脾，生地黄、熟地黄、补骨脂、黄精针对先天之本肾，再配伍赤芍、川芎、当归以活血祛瘀。

二诊：服药 2 周后，患者自觉精神好转，夜眠稍安，诉觉双膝酸软，先生遂在上方基础上加淫羊藿 10g、紫河车 10g、五味子 10g，以增强补肾养血力度。

三诊：患者服药 3 个月后，血红蛋白基本保持在 60～80g/L，平均每月输血 2U，无头晕心悸症状，舌淡红、苔白，脉较前有力，但出现脘腹下坠之感，此乃中气亏虚症状，先生在上方基础上去紫河车、生地黄，加升麻 10g、葛根 15g、山药 10g，以升阳化血。

四诊：服药半年后，患者症状明显改善，面色较前红润，日常活动不受限，血红蛋白保持在 100g/L 左右，白细胞保持在（4.2～5.8）×10^9/L，血小板（91～126）×10^9/L，逐渐脱离输血。

第五节　扶正补虚法

扶正补虚法是中医治疗血液系统疾病的基本治疗大法。先生在冀北临证三十余年，奠定了坚实基础，并积累了丰富经验；南下岭南后，结合地域气候人文特点，反复实践，南北融合，逐渐形成了衷中参西、病证结合辨治血液病的特色治法。

扶正补虚旨在恢复气血、阴阳及脏腑正气，以减缓贫血所致的虚劳症状，并防治感染与出血等兼症，有助于恢复血常规，促进骨髓造血功能的恢复，提高生活质量，并有助于保障血液肿瘤放化疗治疗过程的顺利。此法主要用于血液系统疾病中最为常见的贫血类疾病，比如提高慢性再障患者的机体耐受性，有助于控制输血；用于白细胞减少症患者，可促进白细胞 / 粒细胞稳定与提升；用于溶血性贫血患者，可促进贫血的改善等；还可用于血液肿瘤放化疗和 / 或靶向治疗后所致的骨髓抑制和 / 或继发性贫血、血细胞减少等。

本节以法统病，梳理并总结先生扶正补虚法辨治贫血类、原发与继发血细胞减少症的经验，有助于学习传承，推广应用，进而创新拓展。

一、扶正补虚法之渊源

（一）扶正补虚法治疗血液病的理论渊源

扶正补虚法起源于先秦，形成于汉唐，成熟于金元，发展于明清。扶正补虚法首见于《黄帝内经》，书中载："形不足者，温之以气；精不足者，补之以味。"《难经》提出著名的五脏虚损治法："谓损其肺者，益其气；损其心者，调其荣卫；损其脾者，调其饮食，适其寒温；损其肝者，缓其中；损其肾者，益其精。"汉·张仲景在《金匮要略·血痹虚劳病脉证并治》首次提出了"虚劳"病名，治疗重在温补脾肾，并提出扶正祛邪、祛瘀生新等治法，列出治疗虚损的小建中汤、黄芪建

第三章 岭南特色治法

097

中汤、八味肾气丸、薯蓣丸、酸枣仁汤等。后世医家金·李东垣《脾胃论》治疗虚损以中气虚下陷立论，主温补脾胃，固后天之本。劳者温之，损者温之，盖甘温能除大热，大忌苦寒之剂损其脾胃，今立补中益气汤主之。清·张璐《张氏医通》云："人之虚，非气即血，五脏六腑莫能外焉，而血之源头在乎肾，气之源头在乎脾。"从气血角度论虚劳，脾肾之间具有紧密的联系，现代医家也多从补益脾肾角度立法。

"五谷之精液，和合而为血"（《灵枢·五癃津液别》），饮食中的精微物质是造血的原料，经过脏腑的作用产生血液。心主血脉，"诸血者皆属于心"（《素问·五脏生成》）；脾胃为气血生化之源，"中焦受气取汁，变化而赤，是谓血"（《灵枢·决气》）；营气化生血液，"营气者，泌其津液，注之于脉，化以为血"（《灵枢·邪客》）；肺在血液化生过程中也发挥作用，"化其精微，上注于肺脉，乃化而为血"（《灵枢·营卫生会》）；肝藏血，肾主骨、生髓、藏精，"血为精所化""骨者髓之府"，肾中精气充盈，则肝有所养，血有所充。可见心、肝、脾胃、肺、肾等脏腑都与造血有关。

脾胃为后天之本，是气血生化之源，脾胃运化功能在生成血液的过程中起重要作用。肾主骨、生髓、藏精包含两层含义：肾为先天之本，精藏于肾，精血同源，精和血之间相互滋生、相互转化，肾中精气充盈，则血有所充。《素问·生气通天论》曰："骨髓坚固，气血皆从。"解释了精是化生血液的重要物质基础，血是精旺盛的必要条件。《素问·阴阳应象大论》指出："肾生骨髓。"肾所藏之精不但滋养骨，使骨骼健壮，也能奉养髓，为髓生血提供重要的物质基础与生存环境，骨髓得肾精奉养，充足而化生血。现代医学的白血病（急劳）、再生障碍性贫血（髓劳）、骨髓增生异常综合征（髓毒劳）、原发性血小板减少症（紫癜）、贫血（萎黄）等血液疾病均与骨髓的造血功能有关。

（二）从"扶正固本"到"扶正祛邪"

《素问遗篇·刺法论》曰："正气存内，邪不可干。"《素问·评热病论》曰："邪之所凑，其气必虚。"正气亏虚不能御邪于外，邪毒侵及脏腑、经络、营血，毒入骨髓而发病，故病之本在于正虚。

当机体抵抗力降低（正虚），病原体（病邪）侵入人体，则发生疾病。治疗方法不外乎祛邪与扶正，《灵枢·经脉》曰："盛则泻之，虚则补之。"扶正与祛邪相互影响、相辅相成，即"正足邪自去""邪去正自安"。血液疾病的发生、发展过程也是人体正气与致病邪气相互斗争的过程，正胜邪退则病情逐渐好转，邪盛正衰则病情逐渐恶化。因此，历代关于虚损的辨治虽然宗派众多，所论各有千秋，但不外"扶正固本"及"扶正祛邪"二法。

血液循行于脉中，内注脏腑，外至皮肉筋骨，无处不到，对全身各脏腑、组织、器官起营养和滋润作用。如有外邪侵袭，脏腑失调，则导致血液生理功能失常而出现相应的病证。血液病证是由多种因素导致血液实质、数量、循行、部位等出现异常，或造血器官出现异常所引起，临床一般分为血虚病证、出血病证、血瘀病证，而血瘀及出血病证后期必兼血虚。如吐血、月经过多等出血性疾病可导致贫血，出现面色少华、唇舌爪甲色淡、头晕眼花等血虚表现；慢性粒细胞白血病（慢髓毒）等血癖病证，常为毒邪侵袭，潜伏骨髓，暗伤正气，邪气逐渐增长聚集，加速正气耗损。故"扶正固本"在血液病治疗中具有重要意义。

正气虚弱是邪毒侵袭的内在原因，内侵之邪毒进一步损伤正气，早在《黄帝内经》时期就提出了攻邪治病的原则和方法，如《阴阳应象大论》曰："因其轻而扬之，因其重而减之，……其高者因而越之，其下者引而竭之，中满者泻之于内，其有邪者，渍形以为汗，其在皮者，汗而发之，……其实者散而泻之。"金元时期张从正也从"处之者三，出之者亦三"之认识出发，提出攻邪治病之汗、吐、下三法。以上祛邪、攻邪已病的学术思想为祛毒治疗提供了借鉴。恶性血液肿瘤的病机本质多为正虚毒蕴，兼夹温毒、痰毒、瘀毒等，因此在治疗过程中应遵循中医学的"整体观念""辨证论治"，以补其不足，损其有余，在"扶正"的基础上辅以祛瘀、解毒、除湿等"祛邪"之法。

二、扶正补虚法在现代临证实践中的应用

（一）非血液病的内科杂病

现代多种重大疾病中后期、慢性消耗性疾病或一些代谢性疾病，如慢性疲劳综合征、多种老年病证、冠心病、糖尿病中后期、慢性肾系虚损性疾病、恶性肿瘤放化疗或后期等，均可按虚劳病辨证予"扶正补虚"治疗。

有医家通过比较认为，《金匮要略》中所论述的"百合病"及"虚劳"与慢性疲劳综合征在病因病机和症状表现方面极为相似，并宗其治则治法治疗慢性疲劳综合征获得较好疗效。有医家通过冠心病与虚劳的病因病机和症状及桂枝汤类方的关系

比较，认为老年冠心病应归属虚劳范畴。有医家发现大肠癌随访期形成的相关症状，其证型及病因病机与虚劳相符，故从虚劳论治，以肺、脾、肾为本，结合疾病特点佐以他法，是大肠癌随访期治疗的最佳方案。

随着医学的发展，现代医学涌现众多病名，中医学虚劳所包含的疾病谱也在发生改变，主要包括众多的慢性疾病或恶性疾病后期等，脏腑气血亏损为其主要病机，扶正补虚法是中医治疗虚劳性疾病的基本大法。

（二）以贫血、血细胞减少为主的血液病

"正虚"常贯穿血液病发生发展的始终，扶正固本在血液病治疗中具有重要意义，治本是血液病治疗的重要法则，针对病因、病位、病机进行治疗，如髓毒劳、慢髓劳、皮肤瘀斑瘀点及发热等症状为髓不生血、气血两虚导致，其病位在髓、在肾，当补肾生髓治本，治本可缓其标。

当归补血汤、四物汤、归脾汤等均为治疗血虚证名方，在临证治疗各类贫血（缺铁性贫血、巨幼细胞性贫血）、免疫性血小板减少等血液病中运用广泛。当归补血汤出自《内外伤辨惑论》，是由当归和黄芪组成的补气生血经典名方，中医临床多用于血虚证，疗效确切，应用广泛。现代药理学研究表明，当归补血汤通过调整T细胞亚群数量、功能及免疫调控等直接影响免疫应答过程，从而使机体免疫重新达到平衡，其促进造血和免疫调节作用显著。四物汤出自《太平惠民和剂局方》，是著名的补血调血方剂。现代药理学研究表明，四物汤通过与具有特异性受体的红细胞生成素反应细胞结合，促进红系细胞的分化、增殖、成熟和释放，提高周围血红细胞数量而发挥补

血作用。归脾汤是治疗脾不统血的经典方剂，气血双补，兼具健脾养心之效，重点在于益气生血，常用于治疗思虑过度、劳伤心脾及脾不统血所致的血液妄行诸疾。现代药理学研究表明，归脾汤辅助治疗免疫性血小板减少症，能迅速提高血小板水平，并能通过改变、调节 T 细胞数量，调节其功能，提高患者自身免疫功能。

《黄帝内经》"肾生骨髓"理论为现代血液病的中医治疗拓宽了思路，并在再生障碍性贫血、骨髓增生异常综合征等难治性血液病的治疗中广泛应用。有医家在环孢素联合激素治疗基础上，以补肾益髓生血为原则，自拟益肾生血方治疗慢性再生障碍性贫血，起到了调节 Th1/Th2 失衡、抑制慢性再生障碍性贫血亢进细胞免疫、解除造血抑制的作用。有作者将骨髓增生异常综合征的病机概括为"脾肾亏损为本，邪毒蕴髓为标，痰瘀内生为变"，其本虚标实的病理特点贯穿于疾病发生发展的始终，基于此病机特点，提出"健脾补肾固其本，泻火解毒治其标，化痰活血防其变"的治疗策略，并在八珍汤合大补元煎的基础上自拟健脾补肾解毒方治疗本病。临床和实验研究表明，该方通过调节免疫、诱导分化、调控信号传导、抑制血管新生等多个环节，对骨髓增生异常综合征发挥治疗作用。

扶正补虚在血液疾病的治疗中有重要地位，宏观上与现代医学的调节免疫功能一致，作为治疗大法当贯穿血液病治疗的始终。

（三）恶性血液病方面的临床应用

恶性血液病包括急慢性白血病、淋巴瘤、骨髓瘤等，发病机理多为正气不足，邪实内生。邪实主要表现在毒、瘀、痰三个方面，正虚主要表现为脾肾气阴亏损，治疗以"扶正祛邪"为大法。化疗在杀伤恶性血细胞的同时也会损伤正常细胞，对于中医学而言化疗无疑又是一个外邪。化疗药物、邪毒伤正，正气虚损严重，且有余毒留伏体内，治疗上应以扶正为主、祛邪为辅，并可根据患者的临床症状在扶正祛邪的同时予以辨证治疗，可适当选用泻火解毒、活血化痰之法进行治疗。

中医药配合治疗急性白血病主要围绕化疗进行辨治。在进行化疗前，以调整脏腑功能为主；化疗时，主要是减轻化疗的副作用，保证化疗的顺利进行；化疗疗程完成后，以扶正解毒为主，力图控制残留白血病细胞，延长患者生存期。有学者提出在白血病化疗时运用温胆汤加减，以调护脾胃；化疗后骨髓抑制期，以帮助骨髓恢复为主要原则，主要从心脾两虚与肝肾阴亏出发，分别用归脾汤及加味大菟丝子饮加减；化疗后多为气阴两虚，主要以益气养阴解毒立法处方，既能调动机体内在的抗病能力，介导生物反应调节作用，对消灭残留白血病细胞也有疗效。

多发性骨髓瘤属中医学骨痹病，有学者认为该病仍然不离扶正解毒大法。对于扶正，除重视益气养阴外，还特别重视补肾壮骨，常加入牛膝、骨碎补等。对于邪实，主要是从痰、毒两方面考虑，用药如化痰药浙贝母、山慈菇，解毒药如土茯苓、龙葵等。总体上，本病目前主要是中药配合西药化疗，从临床实践来看，以扶正解毒为主要治法的方药对缓解骨髓瘤患者症状及延长生命有一定疗效。

三、运用扶正补虚法辨治血液病经验

《素问·阴阳应象大论》曰"治病必求于本"，《素问·至

真要大论》曰"谨察阴阳所在而调之，以平为期"，基于此，先生提出"扶正补虚、以平为期"的辨治虚劳性血液病基本治则。先生在临证治疗血液系统疾病过程中强调扶正补虚，以补肾健脾为中心，指出：脾乃后天之本，气血生化之源，脾健则促进饮食水谷化生精微，以充血液；肾为先天之本，主骨生髓，化生精血，肾强则促进精髓化生血液，故益气生血、健脾补肾是治疗之重要法则。在扶正补虚的基础上加以祛邪，以达"固本澄源"之效，在滋补先后天之时，不忘和胃柔肝，以求动静相宜，补而不滞，气机通达，疗效可显。

（一）辨治骨髓增生异常综合征

西医发布的 MDS 专家共识，根据原始细胞数、分子遗传学及血常规情况将 MDS 进行分层，对于原始细胞数不高的低危、中危 -1 型者，建议对症支持治疗，旨在寻求长期生存及较高的生活质量；对于原始细胞数增多的中危 -2 型与高危病患，西医主要以去甲基化药物（如地西他滨、阿扎胞苷）联合化疗等为主，但大多效果不好，生存期较短，仍需要创造条件实施造血干细胞移植。先生衷中参西，反复思考，认为 MDS 是异质性造血干细胞占据骨髓，发展成为白血病细胞时，已经占据大部分骨髓造血组织，故化疗效果不佳。从中医角度辨析，MDS 多因年老体虚，脏腑渐衰，感受邪毒，邪毒内蕴，伤及气血脏腑阴阳，深至骨髓，阻遏气血生化，因毒致瘀，毒瘀互阻，不能化生精血，导致精亏血少，形羸气弱，呈现一派虚损之象。

先生在反复临床实践后提出 MDS 的治疗思路，即初期积极扶正补虚，以健脾补肾为法，中后期在扶正基础上，积极祛邪解毒。先生认为本病的治疗当着眼于改善血液指标，提高生存质量，延长生存时间，即以扶正补虚为主，不应该着眼于杀灭异常病态骨髓细胞。不可一味祛邪而不扶正，要在扶正基础上兼顾祛邪，一方面扶正纠正了人体气血阴阳的失衡，另一方面扶正本身就是祛邪。

（二）辨治再生障碍性贫血

先生在慢性再生障碍性贫血诊疗方面有自己独特的方法。他认为慢性再障，其发热、出血等症状比较轻，输血相对较少，以慢性全血细胞减少之虚劳血虚征象为主，宜遵"虚则补之""损则益之"等原则，以补肾法为基本治法，配合健脾益气、和血养肝、化瘀解毒等，有助于促进骨髓造血与血细胞的恢复。经临床反复摸索，先生逐渐总结出益肾健脾的补益方药——参芪仙补汤，主要由参类（红参、党参、太子参）、黄芪、淫羊藿、仙鹤草、补骨脂等组成，根据病情选择不同的补肾药物，随症加减。初始阶段，病患多呈（肝）肾阴虚，因先后天相关，脾肾互助，治宜滋阴补肾，配合健脾益气，先生施以大补阴丸合自拟参芪仙补汤加减：太子参、炙黄芪、补骨脂、仙鹤草、天冬、生地黄、女贞子、知母、三七粉（冲）、地骨皮、关黄柏、墨旱莲、阿胶（烊化）等。伴随着治疗实施，病情逐渐稳定，阴虚征象消减，呈现肾阴阳俱虚，治宜滋阴、济阳、补肾为法，用三才封髓丹合参芪仙补汤联合加减施治：太子参、黄芪、补骨脂、仙鹤草、女贞子、关黄柏、砂仁（打碎后下）、知母、当归、生地黄、熟地黄、天冬、阿胶（烊化）。病情处于逐渐恢复阶段，常呈（脾）肾阳虚，治宜益肾健脾，填精益髓，以参芪仙补汤联合温肾益髓药味加减：人参、黄芪、补骨脂、仙鹤草、当归、鸡血藤、淫羊藿、黄精、鹿角胶（烊化）、肉苁蓉、肉桂、熟附子（先煎）、熟地黄等。针对急重型再障，未接受西医强效免疫治疗者（无严重贫血及出血症状），先生以"急劳温热"概括，治以滋阴凉血、清热解毒为主，佐以补肾，方用犀角地黄汤和清瘟败毒饮加减：羚羊角粉（冲服）或水牛角（先煎）、生地黄、牡丹皮、赤芍、玄参、连翘、黄连、黄芩、石膏、栀子、甘草。

虽然先生在再障治疗经验中强调补益疗法为主，但是祛邪不可忽视，对于病程较长、难治性患者，常兼夹瘀血、湿蕴征象，需要考虑祛邪。岭南患者易于兼夹湿蕴之象，尤其脾虚者，夹湿者往往缠绵难愈，此时应在健脾益气基础上，加入化湿药味，诸如石菖蒲、枳壳、白术、薏苡仁等以改善症状，缩短病程，促进血常规的恢复。

（三）辨治白细胞减少症

先生针对轻度白细胞／粒细胞减少，或因外周因素所致者，辨证为气血亏虚之虚劳病证，施以益气养血治疗为主，而中重度白细胞／粒细胞减少，非粒细胞缺乏状态者，以及与骨髓造血相关者，辨证为脾肾亏虚之虚劳病证。气阴两虚为白细胞减少症的常见证型，治疗当益气养阴，同时结合现代药理研究，加用升提白细胞的中药。先生基本处方（经验方）为：炙黄芪30g，太子参10g，黄精20g，百合30g，灵芝20g，虎杖20g，石斛15g，炙甘草3g，每日1剂，分2次煎服，20天为一疗程。方中黄芪、太子参益气健脾，黄精益气养阴，百合、石斛辅助黄精养阴，灵芝益气宁心，现代药理研究表明上述药物均有提升白细胞、增强机体免疫功能的作用。虎杖适用于各种类型的白细胞减少症，特别是肿瘤放疗引起的白细胞减少症，有显著疗效。炙甘草补气并调和诸药。脾肾两虚为白细胞减少症日久不愈的常见证型，治疗应以温补脾肾为原则，基本方（经验方）为：黄芪 30g，淫羊藿 20g，益智仁 20g，山茱萸 10g，川芎 10g，红枣 6 枚，炙甘草 3g，每日 1 剂，分 2 次煎服，20 天为一疗程。方中黄芪健脾益气；淫羊藿温补肾阳；益智仁的现代药理研究证实，有升高外周白细胞的作用；山茱萸补肝肾，益精气，又能补精助阳。由此可见，先生在治疗白细胞减少症上中西医并重，一方面通过扶正补虚促进白细胞 / 粒细胞稳定及提升，另一方面调理营卫，顾护卫外，扶正补虚以增加免疫力等防治感染。

岭南湿热之地的居民体质以湿重居多，先生在各种疾病的治疗上配合健脾化湿之药以提高疗效，治疗上侧重于治脾，同时调整患者饮食及消化，脾胃之气充实，则患者多一分生机。先生用药上多用黄芪，黄芪为补气之要药，对于脾气虚弱之人疗效极佳，对于大多数疾病均可使用。人参亦可配合使用，功效上在补气的同时还能生津养阴。不同的人参功效略有差别，需辨证使用。中焦之药并非只有补益之品，调节气机的药味同样重要。先生常用白术、枳壳相配伍，一调脾，一调肝，肝脾相和，则气机条畅，气行则血行，避免郁久化热之弊。

（四）辨治化疗后骨髓抑制

化疗后骨髓抑制的患者常表现为精神倦怠、四肢乏力、头晕心悸等，先生认为是"化疗药毒"伤及脾肾。脾为后天之本，气血生化之源，肾为先天之本，主藏精而生髓，故脾肾受损，精血不足，临证时应用补肾健脾、凉血解毒法，促进造血功能的恢复。方以自拟参芪仙补汤加减，中药组成：太子参或党参、黄芪、白术、山药、补骨脂、巴戟天、阿胶（烊化）、女贞子、旱莲草、枸杞子、虎杖、鸡血藤。如出现发热等感染症状，应及时调整治疗方案，避免温燥药物的使用，应使用清热养阴的药物。中医参照虚劳血虚，治以扶正补虚，辅以祛湿、清热、解毒等治法，防治湿热、邪毒。兼夹湿邪者，可与党参、茯苓、白术、山药、苍术、陈皮、厚朴、丹参、木香、砂仁、谷芽、麦芽、神曲等健脾祛湿。合并热毒者，可与麻黄、杏仁、生石膏、羚羊角粉、生地黄、连翘、竹叶、黄芩、柴胡、升麻、栀子、玄参、生甘草等清热解毒。

四、扶正补虚辨治习用的药物

1. 诺迪康

主要成分为红景天。功效益气活血，通脉止痛，用于气虚血瘀所致胸痹，症见胸闷，刺痛或隐痛，心悸气短，神疲乏力，少气懒言，头晕目眩，以及冠心病、心绞痛见上述表现者。

2. 乌灵胶囊

主要成分为乌灵菌粉。功效补肾健脑，养心安神，用于心肾不交所致的失眠、健忘、心悸心烦、神疲乏力、腰膝酸软、头晕耳鸣、少气懒言、脉细或沉无力，以及神经衰弱见上述表现者。

3. 益血生胶囊

主要成分为阿胶、龟甲胶、鹿角胶、鹿血、牛髓、紫河车、鹿茸、茯苓、黄芪、白芍、当归、党参、熟地黄、白术、制何首乌、大枣、炒山楂、炒麦芽、炒鸡内金、知母、大黄、花生衣。功效健脾补肾，生血填精，用于脾肾两虚、精血不足所致的面色无华、眩晕气短、体倦乏力、腰膝酸软，以及缺铁性贫血、慢性再生障碍性贫血见上述表现者。

4. 参芪扶正注射液

主要成分为党参、黄芪。功效益气扶正，用于肺脾气虚引起的神疲乏力、少气懒言、自汗眩晕，以及肺癌、胃癌见上述表现者的辅助治疗。

5. 胸腺肽肠溶片

主要成分为从健康小牛胸腺中提取的含胸腺素 α 等多种分子量小于 6000 的活性多肽。用于慢性乙型肝炎患者；各种原发性或继发性 T 细胞缺陷病（如儿童先天性免疫缺陷病）；某些自身免疫性疾病（如类风湿性关节炎、系统性红斑狼疮、儿童支气管哮喘和哮喘性支气管炎等）；各种细胞免疫功能低下的疾病（如病毒性肝炎，预防上呼吸道感染、顽固性口腔溃疡等）；肿瘤的辅助治疗。

五、典型病例

病例 1

基本信息： 邝某，男，68 岁，2019 年 11 月 29 日初诊。

病史： 患者于 2018 年 3 月在广东省人民医院确诊为骨髓增生异常综合征，当时骨髓检查示骨髓增生活跃，可见病态造血，原始细胞占 2.5%，外周血可见幼红、幼粒，环形铁粒幼红细胞 32/100 个有核红细胞。

刻下症见患者面色少华，疲倦乏力，纳眠可，二便调，舌淡苔白，脉滑细。

西医诊断：骨髓增生异常综合征（铁粒幼细胞性贫血）。

中医诊断：髓劳（肝肾不足）。

治法：补肝肾，益气养阴。

处方：黄芪 30g，竹节参 10g，三七 10g，莪术 10g，黄芩 10g，生地黄 20g，白芍 10g，当归 10g，鹿角粉 2 包（冲服），紫河车 10g，阿胶 10g（烊服），太子参 30g。水煎服，日 1 剂，共服 67 剂。

其间 2019 年 12 月 6 日查血常规示白细胞 $5.10×10^9$/L，血红蛋白 64g/L，血小板 $388×10^9$/L，网织红细胞百分比 2.9%；2020 年 1 月 10 日复查血常规：白细胞 $4.38×10^9$/L，血红蛋白 65g/L，血小板 $327×10^9$/L。

2020 年 7 月 15 日四诊：服药后患者精神好转，面色少华，疲倦感减轻，纳眠可，二便调，舌淡苔白，脉滑细。复查血常规：白细胞 $5.64×10^9$/L，血红蛋白 96g/L，血小板 $258×10^9$/L。

处方：黄芪 30g，竹节参 10g，三七 10g，莪术 10g，黄芩 10g，生地黄 20g，白芍 10g，当归 10g，鹿角粉 2 包（冲服），紫河车 10g，阿胶 10g（烊服），太子参 30g，薄树芝 15g。水煎服，日 1 剂，共服用 40 剂。

2020 年 9 月 23 日复查血常规：白细胞 $6.16×10^9$/L，血红蛋白 100g/L，血小板 $295×10^9$/L。

2020 年 12 月 18 日六诊：服药后患者精神好转，面色少华，疲倦感减轻，纳眠可，二便调，舌淡，苔白稍腻，脉弦细。

处方： 黄芪 30g，竹节参 10g，三七 10g，莪术 10g，黄芩 10g，生地黄 20g，白芍 10g，当归 10g，鹿角粉 2 包（冲服），紫河车 10g，阿胶 10g（烊服），太子参 30g，龟甲胶 10g（烊服）。水煎服，日 1 剂，30 剂。

2021 年 4 月 9 日七诊：服药后患者精神好转，面色少华，疲倦感减轻，纳眠可，二便调，舌淡，苔白稍腻，脉弦细。

处方： 黄芪 30g，三七 10g，莪术 10g，黄芩 10g，生地黄 20g，白芍 10g，当归 10g，鹿角粉 2 包（冲服），紫河车 10g，阿胶 10g（烊服），太子参 30g，龟甲胶 10g（烊服）。水煎服，日 1 剂，10 剂。

按语： 治疗骨髓增生异常综合征应扶正补虚，予黄芪、竹节参、白芍、当归、阿胶、太子参益气养阴，扶正固本，紫河车、鹿角粉培补先天之本，三七、莪术、黄芩、生地黄祛邪解毒，酌加龟甲胶滋阴润燥，薄树芝增强益气养阴之力而达到固本效果。全方益气养阴，兼祛邪解毒，加补肾之品以固先天之本。

病例 2

基本信息： 刘某，女，65 岁，2019 年 11 月 15 日初诊。

病史： 患者体检发现白细胞轻度减少，2019 年 6 月 16 日查血常规：白细胞 3.2×10^9/L，中性粒细胞 0.15×10^9/L。

刻下症见患者头晕，耳鸣耳聋，余无特殊不适。舌淡，苔白稍腻，脉沉细。

西医诊断： 白细胞减少。

中医诊断： 虚劳（气血不足）。

治法：益气养阴。

处方：黄芪 30g，白芍 10g，女贞子 20g，旱莲草 20g，桑椹 20g，狗脊 20g，鸡血藤 10g，三七 10g，补骨脂 10g，太子参 20g，五味子 10g，天麻 10g。水煎服，日 1 剂，7 剂。

2019 年 11 月 22 日二诊：2019 年 11 月 17 日复查血常规：白细胞 $3.74×10^9/L$，血红蛋白 127g/L，血小板 $154×10^9/L$。症状同初诊，舌淡，苔白稍腻，脉沉细。

方药同前，水煎服，日 1 剂，7 剂。

2019 年 12 月 6 日三诊：患者易于头晕，耳鸣耳聋，余无特殊不适。舌淡，苔白稍腻，脉沉细。

处方：黄芪 30g，白芍 10g，女贞子 20g，旱莲草 20g，桑椹 20g，狗脊 20g，鸡血藤 10g，三七 10g，补骨脂 10g，五味子 10g，天麻 10g，钩藤 10g。水煎服，日 1 剂，7 剂。

2019 年 12 月 20 日四诊：患者大便难解，余症同前。舌淡，苔白稍腻，脉沉细。

处方：黄芪 30g，白芍 10g，女贞子 20g，旱莲草 20g，桑椹 20g，狗脊 20g，鸡血藤 10g，三七 10g，补骨脂 10g，天麻 10g，钩藤 10g，大黄 5g。水煎服，日 1 剂，7 剂。

2019 年 12 月 27 日五诊：患者少许口苦，余症同前。舌淡，苔白稍腻，脉沉细。

处方：黄芪 30g，白芍 10g，女贞子 20g，旱莲草 20g，桑椹 20g，狗脊 20g，鸡血藤 10g，三七 10g，补骨脂 10g，天麻 10g，钩藤 10g，大黄 5g，苦参 10g。水煎服，日 1 剂，7 剂。

2020 年 1 月 3 日六诊：患者动则头晕，少许疲倦乏力，耳鸣耳聋，心慌心悸，气紧，胃脘胀满不适，二便正常，眠欠佳。舌淡，苔白稍腻，脉沉细。血常规恢复正常。

处方：黄芪 30g，白芍 10g，女贞子 20g，旱莲草 20g，桑椹 20g，狗脊 20g，鸡血藤 10g，三七 10g，补骨脂 10g，天麻 10g，钩藤 10g，大黄 5g，苦参 10g。水煎服，日 1 剂，7 剂。

按语：治疗白细胞减少应扶正补虚，予黄芪、白芍、鸡血藤、五味子、桑椹益气养血，扶正固本，女贞子、旱莲草、狗脊、补骨脂补先天之本，三七祛邪解毒，天麻、钩藤息风止眩，酌加大黄润肠通便，苦参清热利湿。全方益气养阴，兼祛邪解毒，加补肾之品以固先天之本。

病例 3

基本信息：杨某，女，64 岁，2020 年 11 月 18 日初诊。

病史：2020 年 10 月免疫组化示 TDT（−），CD43（＋），CD117（部分＋），CD3（个别＋），MPO（个别＋），CD20（个别＋），Ki–67（60%＋）。特殊染色银染（＋）。最近一次血常规白细胞 2.09×10^9/L，血红蛋白 66g/L，血小板 15×10^9/L。

刻下症见患者疲倦乏力，纳差，眠浅易醒，醒后再难入睡，二便可。舌淡，苔白微腻，脉沉细。

西医诊断：骨髓增生异常综合征（RAEB-1）。

中医诊断：髓劳（肝肾不足）。

治法：补肝肾，益气养阴。

处方：黄芪 30g，三七 10g，红景天 12g，陈皮 10g，佛手 10g，柴胡 10g，麸炒白术 10g，麸炒枳壳 10g，竹节参 10g，连翘 10g，狗脊 20g，桑椹 20g，女贞子 20g，旱莲草 20g，首乌藤 30g，酸枣仁 30g。水煎服，日 1 剂，7 剂。

2020 年 12 月 3 日二诊：最近一次血常规：白细胞 9×10^9/L，血红蛋白 66g/L，血小板 71×10^9/L。患者疲倦乏力，纳差，眠浅易醒，醒后再难入睡，夜尿多，大便次数多。舌淡，苔白微腻，脉沉细。

处方：黄芪 30g，三七 10g，红景天 12g，陈皮 10g，佛手 10g，柴胡 10g，麸炒白术 10g，麸炒枳壳 10g，竹节参 10g，连翘 10g，狗脊 20g，桑椹 20g，女贞子 20g，旱莲草 20g，首乌藤 30g，酸枣仁 30g，莪术 10g。水煎服，日 1 剂，21 剂。

2021 年 1 月 7 日三诊：患者疲倦乏力，少许口干，纳差，眠浅易醒，醒后再难入睡，夜尿多，大便次数多。舌淡，苔白，脉沉细。

处方：黄芪 30g，三七 10g，红景天 12g，陈皮 10g，佛手 10g，柴胡 10g，麸炒白术 10g，麸炒枳壳 10g，竹节参 10g，连翘 10g，女贞子 20g，旱莲草 20g，首乌藤 30g，酸枣仁 30g，莪术 10g，黄芩 10g。水煎服，日 1 剂，14 剂。

按语：治疗骨髓增生异常综合征应扶正补虚，予黄芪、红景天、竹节参益气养阴，扶正固本，狗脊、桑椹、女贞子、旱莲草培补先天之本，三七、连翘祛邪解毒，陈皮、佛手、白术、柴胡、枳壳理气祛湿，酸枣仁、首乌藤养血安神，酌加莪术、黄芩增强祛邪解毒之力而达到固本澄源之功。全方益气养阴，兼祛邪解毒，加补肾、理气祛湿之品，以固先后天之本。

第四章　岭南特色方药杂谈

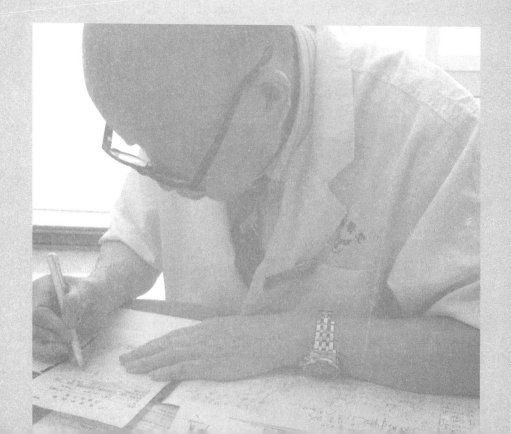

先生在五十余载中医辨治血液病过程中积累了丰富经验，其中有自拟的行之有效的经验方，有在经方基础上演变而来的方药，也有衷中参西、中西医融合的方案等。

先生入粤之后，结合岭南夏日长，春秋短，寒冬不过十余天，以及暑湿之气明显，本地患者常伴脾虚湿蕴征象等，因人、因地、因时制宜，总结出独具岭南特色的中医方药与中西医结合方案。先生在经典方药基础上推陈致新，并衷中参西，结合中药药理，辨病加减药味，形成了作用独特的对药，且习用一些治疗血液病之中成药，既提高了临床疗效，又减少了中药服用过程中的诸多不便，为患者增效减压。

一、经验方药

1. 新凉血解毒汤

组成：羚羊角粉 1 ～ 2g（冲服），牡丹皮 10 ～ 15g，生地黄 20 ～ 25g，地锦草 10 ～ 15g，红景天 10g，黄芪 15 ～ 25g，补骨脂 10 ～ 15g，贯众 20 ～ 25g，三七 5g，熟附子 10 ～ 15g（先煎），锁阳 10g，鹿角粉 / 胶 10g（烊化），西洋参 10g（另煎）。

功效：凉血解毒，补益精血。

适应证：先生莅临广州，结合岭南地域、气候特点，在冀北"凉血解毒汤"基础上加补益精血药味而形成岭南"新凉血解毒汤"，除了治疗急性重型再障外，还广泛应用于急性白血病初期阶段、骨髓增生异常综合征难治性血细胞减少、非重型再障输血依赖期、血液淋巴肿瘤放化疗所致骨髓抑制、噬血细胞综合征等呈现阴虚血热与热毒炽盛证型者；加减用于各类紫癜，如血小板减少症、过敏性紫癜等症见血热妄行者。

症见：高热不退或反复，肌肤紫癜，齿鼻衄血，甚或尿血黑便，或口舌血疱，或伴发面色无华、倦怠乏力、手足心热、五心烦热等阴虚或气阴两虚征象并进行性加剧。舌红或舌尖红，苔微黄，脉滑大数疾。

方解： 方中以羚羊角粉替代犀牛角，其味咸性寒，直入血分，清热凉血而解热毒；贯众味苦寒，主入肝经，既能清气分之实热，又能解血分之热毒，有凉血止血之功；牡丹皮、生地黄二药清热凉血，滋阴补肾；熟附子性纯阳无阴，刚烈迅捷，走而不守，能通达上下，行表彻里，通行十二经脉；锁阳温而不燥，配合附子可引火归原以摄无根之火，温肾助阳；补骨脂性味辛苦温，有温肾助阳之效。三药合用，温阳化气以助肾血化生，填精益血以培补根本，以达"骨髓坚固，气血皆从"之效。鹿角粉／胶乃血肉有情之品，填精养血，温阳之余又无耗伤阴精之虑；西洋参、黄芪、红景天健脾益气养血；三七活血化瘀，祛瘀生新。诸药相伍，寒温并用，攻补兼施，阳气受损较少，阴得阳助，生化无穷，清热而不伤阳，散寒而不助热，攻邪而不伤正，扶正而不敛邪，则表里疏通，营卫畅行，寒热分解，邪去正复。

2. 参芪四物汤

组成： 党参 15～18g，黄芪 15～24g，当归 6～9g，川芎 9～12g，白芍 12～15g，生熟地各 12～15g，三七片 9～12g，阿胶 10g（烊化），鹿角胶 6～9g（烊化）。

功效： 健脾益气，养血活血。

适应证： 慢性再生障碍性贫血，或急性重型再障度过急性期逐渐趋于稳定，骨髓增生异常综合征血细胞减少为主的低危者，常见多发基本贫血类疾病，诸如缺铁性贫血、营养不良性贫血、继发性贫血等，以及老年性血液肿瘤等，呈现脾虚血亏证型者，岭南地区此类患者比较适合。

症见： 面色萎黄或苍白，倦怠乏力，自汗频频，头晕目花，肌肤紫癜，纳呆食少。舌淡红，苔白，脉细。

方解： 方中党参补中益气，健脾益肺；黄芪健脾益气，两药合用以滋气血生化之源。脾为后天之本，脾土旺则气血足，气血运转，周流全身，药物才能进入骨髓起到作用。生熟地二药善滋补营血；当归主入血分，力能补血，补中有行；白芍养血和营；川芎活血行气，配于熟地黄、白芍、当归之滋补药中，补而不滞，使已补之血布散周身；四药组成四物汤协同活血养血。张秉成言"补气者，当求之脾肺；补血者，当求之肝肾。地黄入肾，壮水补阴；白芍入肝，敛阴益血……故必加以当归、川芎，辛香温润，能养血而行血中之气者以流动之"。先生擅长加味血肉有情之品，诸如阿胶、鹿角胶等促进填精养血。三七活血祛瘀而生新。诸药相配，动静相宜，补中寓行，使补血而不滞血，行血而不伤血，共成补血调血之功。

3. 茵陈大黄汤

组成： 茵陈 10～15g，大黄 5～10g，车前子 15～20g。

功效： 清热利湿退黄。

适应证： 各类溶血性贫血，包括先天遗传性（α型地中海贫血等）与后天获得性（免疫性溶血性贫血）等，以及血液肿瘤疾病本身和/或治疗相关性（化疗、标靶、移植等）肝脏损害所致黄疸等，并联用八宝丹胶囊一类，有望获得较好利胆退黄效果。

症见：除了基础病特征外，常见一身面目俱黄，黄色鲜明，身热，无汗或但头汗出，口渴欲饮，腹微满，小便短赤。舌红苔黄腻，脉沉数或滑数有力。

方解：茵陈味苦辛，性微寒，善清热利湿退黄，为主要基础药味；车前子甘能淡渗，寒能清热，通利水道，利尿而不伤气阴，对湿热毒邪流注膀胱引起的血红蛋白尿有良效，使湿热从小便而去。大黄虽主降泄，却善动不居，走而不守，先生用法多为后下，取其气味，涤荡肠胃，推陈出新，同时大黄还入肝经，借其善动之性，以破血逐瘀，清血分之结热。车前子、大黄合用使湿热从二便分利，邪有出路，同时车前子止泻及大黄通便相互制约，不至于通泄太过。诸药相配，清热利湿，化瘀通滞，前后分消，邪有出路，减少溶血发作。

二、习用经方

1. 荆防败毒散（《摄生众妙方》）

组成：荆芥、防风、羌活、独活、川芎、柴胡、桔梗、枳壳、前胡、茯苓、甘草。

功效：祛风散寒，发汗解表。

适应证：外感风寒湿邪，症见恶寒发热，无汗，头项强痛，咽干咽痛，肢体酸痛，舌苔白，脉浮略紧。

特色经验：血液病患者由于疾病本身加之化疗等影响，免疫力降低，易于外感。对于虚寒型感冒、风火牙痛，先生习用此方，常常收效；对于急性病毒性呼吸道感染诱发的过敏性紫癜，亦加味此方。

2. 白头翁汤（《伤寒杂病论》）

组成：黄连、黄柏、白头翁、秦皮。

功效：清热凉血，厚肠止痢。

适应证：肝经湿热之"湿热内蕴证"，症见腹痛腹泻，里急后重，泻下黄白状稀便，恶寒发热，头痛而晕，目赤，胃胀而痛，食少纳呆，倦怠乏力，恶心欲呕，口干苦，口唇绛而干，舌红，苔白厚腻，脉滑。临床用于直肠炎、急性肾炎、慢性浅表性胃炎、盆腔炎、婴幼儿菌痢。

特色经验：血液病患者伴发下焦湿热者，先生习用此方；对于下肢反复紫癜兼有湿热内蕴者，先生加味此方，疗效满意。

3. 生脉饮（《景岳全书》）

组成：人参、麦冬、五味子。

功效：益气养阴，生津敛汗。

适应证：热伤元气，气阴两伤，症见汗多体倦，气短口渴，脉来虚弱，或久咳伤肺，自汗，脉虚弱。

特色经验：血液病患者免疫力低，气阴两虚，易于汗出，先生习用此方益气养阴，配伍黄芪、防风、白术、绿豆衣、西洋参等，止汗效果明显。

4. 补阳还五汤（《医林改错》）

组成：黄芪、当归尾、赤芍、地龙、川芎、红花、桃仁。

功效：补气、活血、通络。

适应证：中风之气虚血瘀证，症见半身不遂，口眼㖞斜，语言謇涩，口角流涎，小便频数或遗尿失禁，舌暗淡，苔白，脉缓无力。临床常用于治疗脑血管意外后遗症、冠心病、小儿麻痹后遗症，以及其他原因引起的偏瘫、截瘫或单侧上肢、下肢痿软等属气虚血瘀者。

特色经验： 慢性骨髓增殖性疾病，如血小板增多症、真性红细胞增多症等，先生习用此方益气活血，并常配伍水蛭、地龙等药味，收效颇佳，一则降低血细胞，二则对防治血栓有益。

5. 丹栀逍遥散 (《太平惠民和剂局方》)

组成： 柴胡、当归、白芍、白术、茯苓、炙甘草、生姜、牡丹皮、栀子。

功效： 疏肝健脾，清热养血。

适应证： 肝郁脾虚、血虚而偏火旺之证，症见目眩，口燥咽干，神疲食少，月经不调，乳房胀痛。临床常用于失眠、痤疮、乳腺增生、功能性消化不良、反流性食管炎等。

特色经验： 慢性血液病患者，尤其是女性，易于肝郁气滞，肝脾不和，凡有上述症状者，先生常联合逍遥散加减施治。

6. 金铃子散 (《太平圣惠方》)

组成： 金铃子、延胡索。

功效： 泄热疏肝，行气止痛。

适应证： 肝郁化火证，症见脘腹、胁肋、心胸疼痛，时发时止，口苦，舌红苔黄，脉弦数。临床主要用于治疗胃脘痛、带状疱疹、反流性食管炎、慢性胆囊炎、妇科腹痛（盆腔炎、子宫内膜异位症、痛经）、乳腺增生及胸胁内伤等。

特色经验：血液病患者免疫力降低，时常伴发带状疱疹，神经痛明显者，先生加味此方，能明显减缓疼痛。

三、巧用成药

1. 安脑丸（安脑片）

组成： 人工牛黄、猪胆汁粉、朱砂、冰片、水牛角浓缩粉、珍珠、黄芩、黄连、栀子、雄黄、郁金、石膏、代赭石、珍珠母、薄荷脑。

功效： 清热解毒，醒脑安神，豁痰开窍，镇惊息风。

用法： 口服，1次1～2丸，日2次。

适应证： 用于高热神昏，烦躁谵语，抽搐惊厥，中风窍闭，头痛眩晕；亦用于高血压及一切急性炎症伴有的高热不退、神志昏迷等。

新用途： 先生发现其中朱砂、雄黄等解毒类矿物药中含有砷的成分，有抗细胞增殖、降低血细胞的效应，可应用于慢性白血病、急性白血病维持治疗阶段、多发性骨髓瘤、淋巴瘤、慢性骨髓增殖性疾病如骨髓纤维化、真性红细胞增多症、原发性血小板增多症等；亦可将药丸加水调成糊状后，外敷于溃疡、疱疹、脓肿等。

2. 八宝丹胶囊

组成： 牛黄、蛇胆、羚羊角、珍珠、三七、麝香等。

功效： 清利湿热，活血解毒，祛黄止痛。

用法： 口服，1次1～2粒，日2次。

适应证： 用于湿热蕴结所致发热、黄疸、小便黄赤、恶心呕吐、纳呆、胁痛腹胀，舌苔黄腻或厚腻干白，或湿热下注所致尿道灼热刺痛、小腹胀痛；传染性病毒性肝炎、急性胆囊炎、急性泌尿系感染等有上述表现者。

新用途：先生指出牛黄、麝香走窜十二经络。蛇胆解毒作用强，退黄力度大，可用于口服解毒抗癌，抑制肿瘤细胞，如用于骨髓增生异常综合征、血小板减少、白血病、自身免疫性溶血性贫血、淋巴瘤等；其清热利湿作用可以改善岭南患者的湿热体质；还可以外用，将胶囊研碎后外敷于疱疹、溃疡、脓肿等，有良效。

3. 乌灵胶囊

组成：乌灵菌粉。

功效：补肾健脑，养心安神。

用法：口服，一次 3 粒，日 3 次。

适应证：用于心肾不交所致的失眠、健忘、心悸心烦、神疲乏力、腰膝酸软、头晕耳鸣、少气懒言、脉细或沉无力，以及神经衰弱见上述表现者。

4. 益血生胶囊

组成：阿胶、龟甲胶、鹿角胶、鹿血、牛髓、紫河车、鹿茸、茯苓、黄芪（蜜）、白芍、当归、党参、熟地黄、炒白术、制何首乌、大枣、炒山楂、炒麦芽、炒鸡内金、知母（盐）、大黄（酒）、花生衣。

功效：健脾补肾，生血填精。

用法：口服，一次 4 粒，日 3 次，儿童酌减。

适应证：用于脾肾两虚、精血不足所致的面色无华、眩晕气短、体倦乏力、腰膝酸软；缺失性贫血、慢性再生障碍性贫血见上述表现者。

5. 开胃健脾饮（广东省中医院特制药）

组成：乌梅、谷芽、麦芽、蒸陈皮等。

功效：醒脾开胃，行气消食，生津止渴，疏肝除烦。

用法：口服，一次 50 ～ 100mL，日 1 次。

适应证：用于各种原因所致胃纳欠佳、消化不良症者。

四、岭南药对

1. 猫爪草、山慈菇

猫爪草味甘、辛，性温，归肝、肺经，具有化痰散结、解毒消肿之功。山慈菇味甘、微辛，性凉，归肝、脾经，具有清热解毒、化痰散结之功。此药对常用于恶性淋巴瘤一类疾病，常伴淋巴结肿大、肝脾肿大等。

先生以"恶核"辨治此疾，认为痰、毒、瘀三者互扰，相互夹杂而致。祛邪清源以解毒祛湿、化痰活血散结为主，先生喜用猫爪草及山慈菇配伍，并可外敷，内外皆用以消除皮里膜外之坚积。猫爪草辛散能化痰浊、消郁结，山慈菇为治痰要药，两药一温一凉，无论寒热偏胜之瘰疬痰核均可用之。祛邪抗癌治法贯穿淋巴瘤整个治疗过程，尤其在疾病初始阶段，有形实邪应以消法去之，祛邪即是扶正，邪去正自安。此二药功效相似合用，配合莪术、夏枯草、黄芩、白花蛇舌草等则加强清热解毒、化痰散结之力，擅攻皮里膜外之痰，对体内各种痰毒结块均有良好的消散作用。外治法方面，可将两药局部外敷，促使有形之积消散。

2. 水蛭、地龙

水蛭味咸苦，性平，有毒，入肝、膀胱经，能破血逐瘀通经。地龙味咸，性寒，归肝、脾、膀胱经，有清热、息风、平喘、通络、利尿之功效。两药配伍可用于骨髓增殖性疾病。

骨髓增殖性疾病是一系或多系骨髓细胞持续异常克隆所引起的一类疾病，其中真性红细胞增多症及原发性血小板增多症以血细胞增多导致血液黏滞度增高，而原发性骨髓纤维化由于骨髓胶原增生导致骨髓纤维化与髓外脾大，均易于并发血栓，表现为一派"血瘀"之象。

先生认为虫类药物多入血分，善行走窜，其效峻猛，擅活血通络，或搜剔窜透，或攻坚破结，亦可补益精血。本类疾病的共同特征为瘀毒内泛，毒陷邪深，蕴藏骨髓，瘀毒互结，故其用药非攻不克。以虫类药物治之，可直达病所，起到"以毒攻毒"的作用。水蛭以吸食血液或体液为生，取类比象，先生认为其能吞噬消耗多余的血液成分。地龙喜动善钻行而走窜，细长而体滑通利，以通为用，故有通经活络的功效；善钻行走窜、破瘀滞而生血不伤，通经络而不耗阴气。

先生治疗骨髓增殖性疾病以补阳还五汤为常用基本方药，配伍黄芩、莪术、夏枯草、猫爪草、冬凌草、山慈菇、红豆杉等解毒抗癌之品，在此基础上，加地龙、水蛭。其中地龙、水蛭二药性能峻猛，能引经通络，直达骨髓，活血化瘀，通利血脉，去瘀生新，以期恢复骨髓造血功能平衡状态。但虫类药物易于耗伤气血，损及脾胃，过用有出血之虞，故应"衰其大半则止"，或适当配合小剂补益气血和健脾和胃之品，用药期间应注意监测血小板和出凝血功能。

3. 附子、锁阳

附子辛、甘，大热，有毒，归心、肾、脾经，其功效为回阳救逆，补火助阳，散寒止痛。锁阳味甘，性温，归肝、肾、大肠经，其功效为补肾阳，益精血，润肠通便。对于慢性原发免疫性血小板减少症、慢性再障，以及因化疗、造血干细胞移植等治疗后处于血小板尚未恢复的患者，先生习于选用此二药。

先生认为肾主骨，生髓，髓能化血，其中血小板来源于骨髓，病位主要在肾及骨髓。肾为先天之本，主骨藏精生髓，肾精亏虚，生髓无力，则精虚血少，气血双亏，骨髓造血功能衰竭，或激素依赖，或化疗药物等伤及骨髓，引起骨髓抑制，血小板生成不足，患者处于"邪去正衰"和"正虚邪恋"状态，肾阴/肾阳亏虚。先生予温补肾阳、填精益髓之药味，以求阳生阴长、化生精血，促进造血的恢复。其辨证分型为脾肾阳虚或阴阳两虚者，先生习用附子、锁阳配伍以温肾壮阳、填精益髓，促进造血的恢复，提升血小板数量及功能。附子性纯阳无阴，刚烈迅捷，走而不守，能通上达下，行表彻里，通行十二经脉；锁阳温而不燥，配合附子可引火归原以摄无根之火，温肾助阳。二药合用，温阳化气以助肾血化生，填精益血以培补根本，以达"骨髓坚固，气血皆从"之效。此外，先生酌加血肉有情之品，如鹿角粉/胶、鳖甲胶、紫河车等，温阳之余又无耗伤阴精之虑，效果甚佳。

4. 柴胡、炒白术、炒枳壳

柴胡味苦辛，性微寒，入肝、胆、肺经，芳香疏散，可升可散，长于疏散半表半里之邪，又能升举清阳之气，为治少阳证要药；且入肝经，善于疏泄肝气而解郁结，为治肝气郁结之要药。白术味苦甘，性温，入脾、胃经，功善补脾益气而燥湿利水，固表止汗，且能补气安胎。枳壳味苦辛酸，性温，归脾、胃经，功善理气宽中，行滞消胀。

先生至岭南后，因地制宜，结合岭南夏季长，春秋短，寒冬不过十来天，湿热日久，易犯脾胃，脾胃运化功能失司，另外湿热病邪侵犯人体而引起湿热或温热夹湿之证，临证辨治血液主病基础上，常配合柴胡、白术、枳壳等药味以疏肝健脾、宽中除湿、升举阳气，升降有节，调节气机。

五、基于数据挖掘的核心方药

1. 慢性再障辨治核心方

组成：黄芪40g，生地黄20g，白芍20g，当归10g，川芎10g，黄精20g，党参20g。

功效：健脾益气养血。

适应证：慢性再障。

方解：先生于岭南地区出诊，习用北方辨治习惯，应用补肾类药物多滋腻沉降，患者难以吸收，治疗效果不佳。先生查阅文献发现，四物汤能升高外周血常规，改善造血微环境，促进骨髓造血细胞的增殖等。于是结合岭南地区湿气重、易于困脾的特点，因地制宜，以参芪四物汤方为主加减辨治，佐以祛湿，共奏健脾祛湿、益气养血、补肾生血之效。

随症加减：常用药物有竹节参10g，枳壳10g，柴胡10g，三七10g，鸡血藤10g，甘草10g，紫河车10g，白术10g，红景天12g，鹿角粉10g。竹节参亦称为竹三七，具有散瘀止血、消肿止痛、祛痰止咳、补虚强壮之功效。先生认为，竹节参兼具人参补虚强壮和三七散瘀止痛的功效，其性升而于补中寓泻，补而不滞，加强补气行气生血活血之效。红景天具有益气活血、通脉平喘之功效。三七具有散瘀止血、消肿定痛之功效。柴胡疏肝解郁，升举阳气，白术健脾，枳壳理气宽中，行滞消胀，一升一降，调节全身气机。鸡血藤活血补血，紫河车、鹿角粉为血肉有情之品，填精养血。诸药相配，动静相宜，补中寓行，使补血而不滞血，行血而不伤血，共奏补血调血之功。

2. 急性白血病化疗后辨治核心方

组成： 黄芪 20 ～ 40g，红景天 12g，三七 5 ～ 10g，竹节参 10g，黄芩 5 ～ 10g，莪术 10 ～ 20g，灵芝 10 ～ 15g。

功效： 益气健脾，活血解毒。

适应证： 急性白血病化疗后，或化疗后没有达到完全缓解状态，或白血病耐药状态，症见体倦乏力，面色无华，形体渐瘦，夜寐盗汗，食欲欠佳，舌淡脉细。此时患者体内存在着残留的白血病细胞，多处于正气未复、余毒未清的状态。先生主张在西医化疗基础上，适时介入中药治疗，从而增效减毒，提升本病缓解率，防止复发。

方解： 黄芪具有健脾益气、升阳举陷、固表止汗、生肌敛疮等功效。先生治疗急性白血病化疗后最常用此药，认为补益之药首推黄芪，其健脾益气、升阳固表之力可改善化疗后患者正气未复的状态。红景天具有益气活血、通脉平喘之功效，《本草纲目》记载能"祛邪恶气，补诸不足"。三七具有散瘀止血、消肿定痛之功效，古籍赞其为"止血之圣药"，《本草纲目拾遗》记载"人参补气第一，三七补血第一"。先生认为竹节参兼具人参补虚强壮和三七散瘀止痛的功效。《本草经疏》记载黄芩性清肃而除邪，味苦而燥湿，阴寒胜热而主诸热。莪术具有行气破血、消积止痛之功效，古籍记载其"专攻气中之血，主破积消坚，去积聚癖块"。以莪术破气中之血，以黄芩活血解毒。灵芝具有补气安神、止咳平喘之功效。诸药合用，共奏益气健脾、活血解毒之功效，体现了先生固本澄源的治疗大法。

3. 恶性淋巴瘤辨治核心方

组成： 黄芪 10～60g，黄芩 5～10g，莪术 10～30g，猫爪草 10～30g，夏枯草 10～30g，三七 5～20g，红景天 12g。

功效： 攻坚散结，化痰逐瘀解毒，益气养阴。

适应证： 恶性淋巴瘤化疗后会残留微小病灶，中医药治疗可以多靶点、多途径控制残存的肿瘤细胞，使患者可以长期地缓解，减少复发。中医辨证分型如下。

（1）寒痰凝滞证

颈项、耳下、腋下多处淋巴结肿大，皮色不变，肿核坚硬如石，不痛不痒，难消难溃，不发热，形寒怕冷，可伴有面色少华，腹部胀满，舌淡，苔白腻，脉沉细。

（2）气滞痰凝证

颈、腋及腹股沟等处肿核累累，胸膈满闷，胁肋胀痛，精神疲乏，形体消瘦，舌质红或淡红，有瘀斑，苔白腻，脉沉滑。

（3）毒瘀互结证

颈项或体表肿核累累，质硬，推之不移，伴见面色黧黑，形体消瘦，舌质暗红，苔多厚腻乏津，脉弦涩，或舌质紫黯，或有瘀斑，苔黄，脉弦数。

（4）痰瘀互结证

颈项或体表肿核硬实，推之不移，间或隐痛，或见两胁积聚或肝脾肿大，消瘦，胸闷气促，口干苦，乏力，大便干结，舌绛苔黄，舌下青筋，脉滑数。

（5）肝肾阴虚证

颈项肿核，质地坚硬，或腹内结块，或形体消瘦，头晕目眩，耳鸣，身烘热，心烦易怒，两胁疼痛，口燥咽干，或五心烦热，腰膝酸软，夜寐盗汗，遗精失眠，舌红或绛，苔薄或少苔，脉细数。

方解： 黄芪味甘，性微温，归肺、脾经，有健脾益气、升阳举陷、生肌敛疮等功效。黄芩功效主要为泻火解毒、清热燥湿、止血安胎。莪术味苦、辛，性温，归肝、脾经，又称为"温莪术"。猫爪草味甘、辛，性微温，归肝、肺经，具有化痰散结、解毒消肿的作用，也是养阴药。夏枯草性寒，味苦、辛，归肝、胆经，具有清火明目、散结消肿等功效，为常用清热解毒药。红景天味甘、苦，性平，归肺、心经，具有益气活血、通脉平喘之功效。《本草纲目》记载能"祛邪恶气，补诸不足"。三七味甘、微苦，性温，归肝、胃经，有散瘀止血、消肿定痛之功效，素有"止血之圣药"之称。

第五章 岭南的发现、创新与拓展

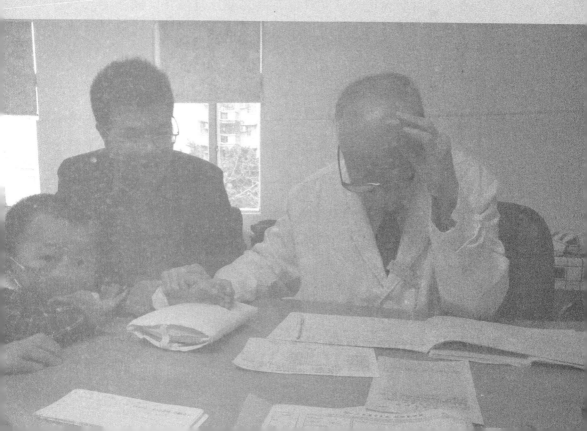

一、发现

对安脑片／丸功效的意外发现

2005 年初，先生在门诊接诊了一位 6 岁的难治性急性淋巴细胞白血病患者。患者虽经 10 余程联合化疗，病情始终未获缓解，慕名寻求中医治疗。症见面色少华，精神萎靡，反复高热，舌红、苔黄稍腻，脉细数，血常规示白细胞升高，$38×10^9/L$。先生辨析为温毒蕴髓证，予清热解毒方药加减施治，选用了具有清热解毒功效的中成药"安脑片"。患者服药 1 周后复诊，精神转佳，发热渐退，白细胞明显降低，$0.8×10^9/L$。针对白细胞的明显下降，先生分析安脑片可能具有抗细胞增殖的作用。

如何选用安脑片／丸干预呢？先生以往在冀北治疗血液肿瘤，如白血病之类，尤其伴有高热或反复发热，属于温热邪毒炽盛者，常应用六神丸（由牛黄、珍珠、蟾酥、朱砂、雄黄等组成，主要功效为清凉解毒，消炎止痛）、牛黄解毒片（由人工牛黄、雄黄、石膏、大黄、黄芩、桔梗、冰片、甘草等组成，主要功效为清热解毒，散风止痛）之类传统清热解毒中成药。治疗后发现，上述药物不但清热，而且一定程度上降低了白细胞，用于髓系白血病有一定效果。由于现在医院药房不易找到此类成药，先生按此思路选择了具有同样功效安脑片／丸，收获了更加明显的退热、降低白细胞效果。

安脑片／丸由牛黄、猪胆汁粉、朱砂、冰片、水牛角浓缩粉、珍珠、黄芩、黄连、栀子、雄黄、郁金、石膏、代赭石、珍珠母、薄荷脑等组成，具有清热解毒、醒脑安神、豁痰开窍、镇惊息风等功效。现代研究发现雄黄含有成分"砷"，用于白血病的治疗效果肯定，尤其是对急性早幼粒细胞白血病，而且黄芩等药味也有抗白血病效应。先生分析认为，该药对症治疗可以有效减缓发热症状，并推测其有抗细胞增殖效应而降低白细胞。

从此，先生开始尝试将此类药物应用于血液肿瘤中髓系白血病与慢性髓系增殖性疾病等的治疗。

急性早幼粒细胞白血病是一类特殊的白血病，使用诱导分化剂维甲酸与来源于中药砒霜的三氧化二砷及雄黄青黛复方制剂（复方黄黛片）治疗，可达到促进缓解、长期无病生存从而获得治愈的显著效果。先生受此启示，把安脑片 / 丸尝试用于急性早幼粒细胞白血病（APL）的缓解后治疗中，观察了 23 例 APL 缓解后患者，长期服用维持巩固，获得了 5 ～ 11 年长期生存的良好效果。

从偶然发现的安脑片 / 丸降低白细胞作用，到对于急性早幼粒细胞白血病治疗的抗白血病效果，先生考虑中药一般属于"广谱"作用，并非西药"窄谱"作用，既然对白细胞有作用，很有可能对髓系来源的血小板、红细胞等也有作用。

就此，先生在慢性骨髓增殖性肿瘤的治疗中逐渐应用此类药物，例如原发性血小板增多症、真性红细胞增多症等。先生认为采用此类药物更有优势，因为慢性骨髓增殖性肿瘤疾病常依赖抗细胞增殖的化疗药物（羟基脲等）治疗，其不良反应让患者心生担忧而不易长期接受。改用安脑片 / 丸治疗，不良反应轻微，逐渐获得降低血小板与红细胞的效果，对于慢性骨髓增殖性肿瘤疾病更有优势。

而慢性骨髓增殖性疾病之一的特殊类型——骨髓纤维化，不但细胞增殖性增多，且髓外的具有造血潜能的脾脏常显著肿大。先生用安脑系列干预施治，观察到在降低血细胞的同时，也一定程度上减小了肿大的脾脏。2005 年 8 月至 2008 年 12 月，先生观察了 27 例安脑片配合活血解毒方药治疗的慢性骨髓增殖性疾病患者，其中原发性骨髓纤维化（MF）5 例，真性红细胞增多症（PV）12 例，特发性血小板增多症（ET）10 例，年龄 45 ～ 75 岁，均符合《血液病诊断及疗效标准》相关标准。所有患者给予安脑片治疗，每次 3 ～ 4 片，每天 2 次，口服，并配合桃红四物汤加减（常用桃仁、红花、丹参、川芎、鸡血藤、田七、赤芍、夏枯草、猫爪草、白花蛇舌草、山慈菇等）。连续治疗 3 个月后评估疗效，其中 MF 患者 2 例好转，3 例进步；PV 患者临床缓解 4 例，好转 5 例，3 例无效；ET 患者缓解 1 例，好转 5 例，4 例无效。总有效率 74%。治疗过程中个别患者出现皮肤瘙痒、胃肠道反应，偶有出现色素沉着等不良反应，经对症处理，未影响治疗过程，停药后症状消失。

二、创新

1. 岭南"四药一日"疗法治疗白血病探索与尝试

在南方工作期间，先生常接诊一些老年白血病患者，他们往往不愿意或不能承受规范的、强烈的联合化疗。由于老年白血病有其独特生物学特性，治疗难度大，临床上常出现联合化疗并发严重感染、出血及脏器功能损伤，甚至危及生命。不进行化疗，则肿瘤负荷大，浸润症状明显。常规治疗思路寸步难行之际，先生开始尝试变法，另辟蹊径，首创"四药一日"疗法。这还得从一位老年女性白血病患者谈起，她确诊为急性髓系白血病，骨髓中原始细胞比例较高，正常造血功能很差，属于"草盛豆苗稀"的状态。先生认为老年属中医学男子

"八八"、女子"七七"之期，其正气已不足，脏腑功能亏虚，治疗应遵循"重病轻取"的原则。在患者及家属被充分告知并签字同意后，先生开始了"四药一日"疗法的探索。药物包括地塞米松 10mg、阿糖胞苷 500mg、表柔比星 30mg、环磷酰胺 200mg、依托泊苷 100mg，配合参麦针、参芪扶正注射液益气养阴，祛邪扶正。患者不良反应少，骨髓抑制轻，一个月后复诊，精神明显好转，患者十分高兴。

在这名患者治疗成功后，先生不断扩大临床观察，目前门诊上已有 18 例患者逐渐接受上述方法，治疗范围从老年病患扩大到完全缓解后不愿意再做化疗维持者。治疗方案为第 1 年 1 个月一次，第 2 年 2 个月一次，第 3 年 3 个月一次，第 4 年停药观察。据临床观察统计，18 例患者的生存期均超过 5 年，最长达 10 年。

先生使用的间歇性"四药一日"疗法类似于现代医学的"节拍化疗"。通过相对低剂量、高频度、持续应用细胞毒药物的给药方式，使血药浓度能够长时间维持在相对较低、有效的范围，以达到延长控制疾病时间，同时大大降低毒副作用的目的。

传统化疗模式采取周期性（多数为 3 周）的给药方式杀肿瘤。在化疗过程中，能很好地抑制血管内皮细胞的增殖，但在化疗间歇期，随着细胞毒药物浓度的降低，肿瘤血管内皮细胞得以修复，肿瘤血管重新生成。节拍化疗相比传统化疗的优势：节拍化疗可以有效延长治疗周期，同时降低治疗的毒副作用；接受节拍化疗的患者，不需要或很少需要使用生长因子来加速恢复骨髓抑制；节拍化疗治疗指数较高，即抗肿瘤活性好且毒性低。

节拍化疗针对的主要是：①生长缓慢的肿瘤，需要考虑长期生存和生活质量的患者。②先前已接受大量治疗的患者和老年及体力状况（PS）评分较差的患者。③节拍化疗发挥多重抗肿瘤作用，对晚期患者和标准治疗失败而进展的患者均有效。

先生衷中参西，采取了与节拍化疗异曲同工的治法，并配合中药扶正祛邪，增效减毒，提高了患者生活质量，获得适应性生存并不断延长生存期。

（特别说明：本方法属于细胞毒化疗，务必在专科医生评估病情并排除禁忌证后实施）

2. 固本澄源法介入血液肿瘤微小残留病防治

固本澄源法是先生在岭南临证实践中，温习古医籍时受到启发，逐渐形成的衷中参西、病证结合辨治血液淋巴肿瘤的特色思路与方法。"固本澄源"来源于古代哲学思想，原为治国所需，古代医家感悟其与"治病求本""扶正祛邪"等法则相符，逐步应用于临床。"固本"中的"本"指人的元气，即人体的防御、抵抗和再生的功能，与西医学的人体免疫力意义相近。"澄源"中的"源"指人体内的邪气，与西医学的细菌、病毒、异常细胞有共通之处。现代研究发现中医药可以通过调节人体免疫功能抑制癌细胞的浸润及转移，诱导癌细胞的凋亡和分化，从而达到治疗癌症的作用，这恰恰与"澄源"的思想相契合。"固本澄源"在现代常用于恶性肿瘤、妇科病、肾病、糖尿病胃轻瘫等，甚至厥证等急危重症，每获良效。

血液肿瘤最常见的有白血病、淋巴瘤、多发性骨髓瘤，虽然目前有化疗、靶向治疗、放疗、造血干细胞移植等方法，但仍具有不易根治、易于复发的特点。先生的"固本澄源"法是针对西医抗血液肿瘤治疗的间歇期，或缓解后微小残留病状态，或惰性、非进展期等，介入中医药以扶正补虚、祛邪解毒，从而达到防止复发或进展。先生分毒辨治血液肿瘤：急性白血病乃"热毒"所致，澄源重在清解热毒，创新出"四药一日"化疗法；恶性淋巴瘤因"痰毒"而起，澄源重在清解痰毒；多发性骨髓瘤因"瘀毒"所致，澄源重在清解瘀毒。在汤药治疗的同时，先生喜用含"砷"的中成药八宝丹、安脑丸等，特别是在停用汤药后，作为巩固治疗，治疗时间通常为 1 ～ 2 年。

3. 反治法成功治愈移植物抗宿主病

"反治法"出自《素问·至真要大论》，又名"从治"法，是指治疗用药的性质、作用趋向顺从病证的某些表象而治的一种治则，适用于病情复杂、表象与本质不完全一致的病证。反治法亦为中医学治病求本精神的贯彻运用，其中又包含着知常达变的观念。

"反治法"有通因通用、塞因塞用等，亦为破除常规、寻求新路。对一些疑难重症而言，常规治疗无效，需要寻求新的治疗思路和方法。随着造血干细胞移植（HSCT）的广泛应用，越来越多的患者获得了长期生存，但移植后，尤其是异基因造血干细胞移植的患者易出现移植物抗宿主病（GVHD），严重者可致死。GVHD 在中医属于"推陈出新"或"吐故纳新"，在此过程中出现皮肤、肠道、肝胆和血液系统的异常病理变化。

一位造血干细胞移植后"严重的肝脏 aGVHD"患者，应用甲泼尼龙等免疫抑制剂治疗无效后，先生打破常规的治疗模式，以"反治法"思路诊治，停用一切免疫抑制剂，给予相反的胸腺五肽联合香菇多糖，并以中西医结合退黄施治，取得了意想不到的良效。这一治疗的成功，得到了中国工程院院士的肯定，并推荐文章发表。先生从此成功案例中获得启示：对久治不愈或疑难重症者，常规治疗无效，必须转变思路，更新观念，寻求新的治疗方法，逢山开路，遇水搭桥，走出或创出新路，但不是违背科学地蛮干。

三、拓展

对于在冀北开创的以"急劳髓枯"概括急性再障，以"凉血解毒"法治疗获得佳效的经验，先生因地制宜，结合岭南地域特点，在临床实践中不断完善，形成了新的"凉血解毒"治法及方药，既保留了冀北的原意，又融入了岭南脾虚湿蕴辨治特色，拓展了临床应用范围。

先生认为再障的治疗要结合现代医学确诊分层，精准把握内在规律，辨病辨证相结合，走衷中参西之路，倡创新之风。由于冀北、岭南的地域、气候、生活饮食习惯各异，患者的表现各有特点，治疗应遵循因地制宜原则，在实践中不断发现、不断突破、不断创新。

急／重型再障（SAA）：1977年第1例急性再障辨治成功，先生探索出以"急劳髓枯温热"概括疾病，首创"凉血解毒汤"（由犀角地黄汤、苍耳子散、三才封髓丹三方化裁而来，药物包括羚羊角粉、牡丹皮、赤芍、生地黄、天冬、茜草、苍耳子、贯众、辛夷、三七粉、甘草等），确立滋阴补肾、凉血解毒治法。自此，"急劳髓枯温热"与凉血解毒法辨治成为中西医结合血液界的常规与行业标准。其疗效显著，治愈缓解率

64%，总有效率 70%，获卫生部乙级成果奖，开创了中医治疗急性再障的先河。现代实验研究发现凉血解毒汤可提升 CD4$^+$ 细胞，调节 CD4/CD8 比值，并有效抑制造血负调控因子如干扰素、白细胞介素 –2、肿瘤坏死因子等分泌，通过下调其水平促进造血功能恢复。

2001 年先生南下广州，结合岭南患者脾虚湿盛特点，在既往凉血解毒汤方基础上化裁，加味健脾补肾药味。补肾者，滋阴济阳、填精益髓，常选用熟附子、锁阳、红景天、西洋参、鹿角胶等。健脾者，兼顾利湿，常选用竹节参、党参、柴胡、枳壳、白术等。清补兼施，寒温并用，形成岭南特色凉血解毒汤方，临证应用收获佳效。2008 年至今先生系统辨治 56 例 SAA，43 例经过凉血解毒联合基础西药与支持疗法，治愈率 72%，总有效率 80%；其中，13 例 ATG 治疗效差 / 无效病例，经序贯分层辨治，12 例获得治愈，1 例获得明显进步。

先生结合凉血解毒汤方实验研究结论，认为其具有良好的调节免疫效果，在辨治重型再障基础上，又用于单纯红细胞再障（PRCA）。先生针对纯红再障以"髓枯血虚"概括，施以健脾补肾、凉血解毒辨治，在凉血解毒方基础上加味人参 / 西洋参、黄芪、鹿角粉、紫河车等扶正补虚及血肉有情之品，以促进生血；对病情复杂疑难者，衷中参西，配合激素类和 / 或免疫调节剂，促进增效减毒。

第六章 岭南学生感悟与弟子传承

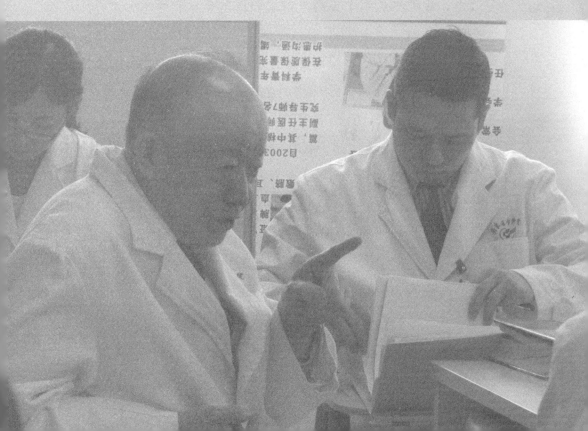

先生岭南临证 20 载，身为广东省中医院血液科主任导师，除了负责中西结合病房的诊疗指导与门诊辨治血液病之外，还肩负传授其学术思想与临证经验的重任。一批岭南学生与弟子跟师学习，感悟学术，传承经验，获益颇丰。本章搜集整理了国家中医药管理局、省级中医药管理局传承项目中弟子结业文稿，并邀请在广东省中医院血液科建设过程中并肩工作而学习、感悟先生学术、经验的专家撰文分享如下。

一、学生感悟

（一）葛志红教授：传承心得感悟

简介： 葛志红，女，1954 年 1 月生，1972 年毕业于青海省卫生专科学校检验班，1978 年毕业于中山医科大学临床医疗系，后考取广州中医药大学中西医结合在职研究生。现任广东省中医院（广州中医药大学第二附属医院）主任医师，研究生导师，广东省中西医结合学会血液病专业委员会副主任委员。擅长中西医结合诊治内科杂病、各类贫血、出血性疾病、骨髓增生性疾病、淋巴瘤等。

20 世纪 80 年代初，我在青海省人民医院血液科做主治医生的时候，就听科主任孙志新教授提起梁冰教授，说梁教授在北京，是很著名的血液病专家，但是没说过梁教授的中医造诣。接着我先后参加陆道培教授在北京组织的血液病学术会、哈尔滨医科大学第二附属医院组织的全国血液病学习班，认识了当时已有 80 岁高龄的洪宝源教授、王孟学教授、齐笑庸教授……在哈尔滨医科大学第二附属医院血液病凝血实验室实习的时候，周志健老师带我去了哈尔滨市第一人民医院干细胞培养室，也介绍我认识了刚从日本进修回来的马军教授。

在这么多教授中间，梁冰教授是我最早从其他专家口中听说的可望而不可及、只闻其名不见其人的血液病重量级人物，梁冰教授在我脑海里留下了深刻的印象。

1997年是广东省中医院突飞猛进发展的一年，当时《健康报》登出了广东省中医院向全国招聘专业人才的信息。那年秋季，我有幸来到了广东省中医院，也有幸成为血液科建科的第一人。

血液病专科是很特殊的，一定要有强大的实验室检查作为支撑。在就读中山医科大学之前，我就读于青海省卫生学校检验专业，在中山医科大学毕业后，也参加过临床病理的脱产培训，并作为临床病理医师工作2年余，在三甲医院血液病专科工作期间，前后也有近5年的外出进修培训的经历。除此之外，我还掌握了镜下的骨髓细胞形态学分析、细胞培养技术、出凝血检查等技术。但想要建立中医院的血液科，对于不懂中医的我来说，是一到不可跨越的鸿沟，就连自己在中医院如何生存都成了问题。

我来广东省中医院上班的第一天，在肿瘤内科任住院医师，开始学习如何书写中医病历……白天上班，晚上参加医院专为来自西医院的引进人员举办的西学中学习班，开始学习中医基础。从西医院转到中医院，我一边要从基础开始学习中医，一边要筹划如何能将西医和中医结合在一起，建成和其他专科一样的有特色的血液专科，填补广东省中医院自1933年建院以来的空白，我的压力非常大。

就在我不知所措的时候，院领导通知我去机场接从河北廊坊中医院特聘的血液病专家梁冰教授，这是福从天降啊！在我从事血液病专业后最早知道的著名中医血液病专家梁冰教授，竟然被我们从北方请到广东省中医院来了。

时至今日，梁冰教授带领着我走过了 23 年的历程。从 1998 年开始，我们商讨引进人才计划，建立血液病实验室，终于在 2003 年成立了血液科。在梁教授指导下，我们编写了血液病专科的第一本专著《血液科专病中医临床诊治》，并肩作战经历了 2003 年那一场突如其来的非典疫情，一起经历了造血干细胞移植仓的创建……

在同梁教授查房、商讨和聊天的过程中，我逐渐领略到他深厚的中医文化底蕴，同时感受到他扎实的西医基础，观察到他在血液病患者的诊治过程中，时时紧跟西医血液病诊治的最新进展，完美展现出了中西医并重、衷中参西、病证融合的理念。跟梁冰教授学习过程中，我完成了西学中学习班，也拿到了中西医结合硕士学位证书。在治疗血液病的 23 年历程中，我无时无刻不在接受着梁教授的专业指导，在他的影响下，我对中医特色诊治血液病有了如饥似渴的追求。

现代医学利用细胞形态学、免疫学、细胞遗传学、分子生物学等对血液病进行精确诊断和定位后，再依据预后分层进行个体化治疗，治疗方案包括分子靶向、抗甲基化、砷制剂、造血干细胞移植等，并结合中医清热解毒、益气养阴、扶正祛邪等辨治方法，已成为我们治疗血液病的常规。中西医结合治疗能够明显提高白血病的完全缓解率、延长 MDS 生存期、提高患者生活质量。

在临床实践中，对原发性血小板减少症患者，西医首选糖皮质激素治疗。对于减撤激素引起反复，或者拒绝西医治疗，要求中医药治疗的病例，我根据学到的中医学知识，改变了以往坚持激素、免疫抑制、切脾、新药治疗的思路，转而从肝脾论治紫癜，以和解少阳并加味凉血解毒、扶正祛邪等方法辨证施治。比如对于血小板计数低于 10×10^9/L 的慢性原发性血小板减少患者，在无明显出血倾向的状态下，不再输注血小板，而是给予较长期的健脾疏肝、扶正固本的中医药治疗，最终实现了无任何出血倾向、不影响生活质量的正常生活。再比如，对于慢性再障患者采用温补肾阳、填精益髓的中医治则，经过几年中西医结合治疗后，逐渐停用环孢素、达那唑、激素等西药而以中医药治疗为主，使部分慢性再障患者的血常规得到改善，主要表现为白细胞指标恢复正常，接下来红细胞、血红蛋白指标恢复正常，血小板能够维持在（30 ～ 50）$\times 10^9$/L，部分患者在坚持数年中医扶正治疗后，血小板计数达到 100×10^9/L 以上。

我观察到梁教授对不同的血液病，根据中西医各自优势，扬长避短，采用对患者最合适的中西医结合方案进行诊治。作为在西医院工作 20 年，又在中医院工作 23 年的血液科医生，我深深体会到自己是梁冰教授言传身教最直接的受益者，我在中西医结合的职业生涯中学到了宝贵的中医药治疗血液病的方法。中医的整体观念、辨证论治、病证结合的理念深深印在我的脑海里，指导着我的临床工作。现在我已经成为一名深受同事和患者认可的特需门诊专家，患者来自五湖四海，甚至是海外。现在我依然和已是 80 岁高龄的梁冰教授在同一家医院工作，每逢节假日和生日，我们依然是欢庆在一起，一想到这些，我都会感到一种深深的幸运。

（二）李达教授：秉承先生经验，探索"和血法"辨治血液病

简介：李达，男，1964年6月生，主任中医师，硕士研究生导师，广东省中医院血液科学术带头人，广东省中医优秀临床人才，广东省中医药局第二届中医师承指导老师，全国名老中医梁冰教授学术继承人，梁冰全国名老中医药专家经验传承工作室负责人，曾跟师国医大师薛伯寿。现任中国民族医药学会血液病分会副会长、中华中医药学会血液病分会常委。先后主持厅局级血液病课题，并作为分中心负责人参与国家行业、973项目等十余项科研工作。主编血液病著作4本，以第一作者/通讯作者于核心期刊发表学术论文30余篇。1986年7月至2000年末就职于河北廊坊中医医院血液科，2001年2月至今就职于广东省中医院血液科，从事中医为主的血液内科临床诊疗工作20年。从业至今35年，一直跟随梁冰传承学习、感悟并创新。临床擅长以中医"和血法"病证融合辨治各类常见多发血液病，诸如紫癜类病证、血细胞减少与增多、血液淋巴肿瘤等，积累了丰富经验。

血液病是原发或累及血液与造血器官的一组疾病，其中恶性血液病原因不明，机制复杂，表现多样，预后不良。

梁冰先生系全国名老中医，致力于中医、中西医结合治疗血液病，强调在西医完善检查、确诊病情并规范化治疗的基础上，中西医结合，融会贯通，积累了丰富的临床经验。1997年先生被遴选为全国第二批老中医药专家学术经验继承指导老师，弟子李达有幸在河北省廊坊市中医医院跟师学习，收获颇丰，奠定了一定的辨治血液病基础。先生首创"凉血解毒

方"辨治急性再生障碍性贫血，达到当年药物治疗的国内领先水平。在承担"七五"攻关课题"再障贫血肾虚临床与实验研究"基础上，先生系统梳理并总结出慢性再障病程之初、中、后、末阶段，施以凉、平、温、热治法，取得了促进生血的规律性成果。对于血液肿瘤之正虚邪实病证，先生在西医诊断、评估、规范治疗基础上，有机介入扶正补虚、解毒祛邪中药，获得增效减毒、防止复发之效。对于常见出血性紫癜类病证，先生从肝论治，并配合凉血解毒，获得减缓出血症状的效果。

2001年李达初随先生南下广州，加入广东省中医院血液科，开始了新的开创性工作。基于血液病的中医辨证施治缺乏系统性，疗效也有待进一步提高，李达在秉承先生经验基础上，博采国医大师薛伯寿先生等众家之长，反复临床，不断探索，逐渐确立了"和血法"辨治血液病的思路与方法。

李达抓住血液病"血失和"的病机本质，探索并逐渐以"和法"辨治血液病，于2012年发表"和法方药辨治血液病经验"一文后，不断完善发展，由"和法"演变为"和血法"，继而形成了"和血法"病证结合辨治血液病的思路与方法。

"和法"是基于传统文化"和合""中和"思想逐步形成的。《医学心悟》正式将"和法"作为独立、具体的治法，《血证论》首次提出"和法"为治疗血证第一良法，用柴胡剂辨治血证，开拓了"和法"在血证中的运用。广义的和法为具有和解与调和作用的治法，涵盖调和脏腑、气血、阴阳、寒热、营卫、表里等；狭义的和法包括和解少阳、调和肝脾、分消走泄等。经过思考，李达认为现代血液病属于中医学"血病"范畴，各种病因导致"气血失和"为其病机本质，临证将"和法"运用于"血病"辨治，以求血和病愈。在传承基础上，李达不断探索创新，渐成体系，由"和法"辨治血液病升华为"和血法"病证结合辨治血液病。

以中医"血"为核心诠释现代常见血液病的病名、病机，是"和血法"病证结合辨治血液病的基础。《素问》云"血气不和，百病乃变化而生"。常见血液病多由"血"在生成、输布、运行及功能方面的异常所致，与中医"血病"相符，临床呈现血虚、血积、血毒、血热、血溢、血瘀等病理状态，与脏腑、气血失和密切相关，病位在肝、脾、肾及血脉、骨髓。

李达结合西医认识将血液病归类：血细胞减少性疾病（如各类贫血、白细胞与血小板减少症等）属于中医学"虚劳""髓劳"类，基本病机为虚劳血虚；各类血细胞增多症（如红细胞、血小板增多症等骨髓增殖性疾病）属于中医学"积聚"之血积病证，以血瘀毒蕴为病机本质；恶性血液肿瘤（如白血病、淋巴瘤、骨髓瘤等）属于中医学"癌瘤"之血癌、髓瘤病证，为虚实夹杂病证，或气阴亏虚、邪毒内蕴，或脾虚痰积，或肾虚血瘀等；各类出血、紫癜类疾病属于中医学"血证"之紫癜、衄血病证，基本病机为气血失和，肝脾失调，血溢脉外，兼夹气虚、血热、血瘀。总之，血液病属中医学"血病"，病机本质为"血失和"，诸病表现不一。

基于上述常见血液病的病机，李达提出"和血法"辨治血液病的临证思路，以促进血和病愈。强调以辨病为主，抓住基本病机，病证结合，形成了独具特色的岭南"和血法"辨治思想，现将辨治体会概述如下。

1. 扶正祛邪和解，辨治血液肿瘤

血液淋巴肿瘤属于中医学"癌瘤"范畴，但癌瘤病证之性

不同，致病之毒各异。如白血病发病急、进展快，常伴高热出血、癥瘕积聚等症状，属于温毒致病；骨髓瘤呈现腰背骨痛、髓性贫血等症状，属于瘀毒致病；而淋巴瘤临床多见痰核瘰疬、发热症状，属于痰毒致病。李达提出精准辨析致病之毒，分毒论治，有助于解毒抗癌，获得佳效。此类疾病多因毒致病，因病致虚，基本病机为"正虚毒蕴"，各病病机略有差异。其中白血病系气阴两虚、温毒内蕴，骨髓瘤系肾虚瘀毒蕴积，淋巴瘤则为脾虚痰毒蕴积。临证施以益气养阴、健脾益肾等扶正补虚治疗，在此基础上分毒论治：白血病清温解毒，淋巴瘤涤痰解毒，骨髓瘤祛瘀解毒。李达感悟国医大师方和谦"和为扶正，解为散邪"的学术思想，在扶正补虚、解毒祛邪基础上，佐以柴胡、黄芩等和解方药，增强扶正祛邪效果，促进血和，增效减毒。

白血病可以用"血癌"概括，系伏邪温病，因温毒侵及骨髓而发。从藏象学说诠释：白血病病位在脏，属里，与骨髓相关；在象则属表，与血脉相关。临床呈现贫血、出血、肝、脾、淋巴结肿大等症状，病位深，病情重，变化复杂，属于难治之症。李达辨析其基本病机乃"气阴两虚，温毒内蕴"，施以"益气养阴解毒"之法，常用方药为黄芪、太子参、女贞子、补骨脂等，扶正补虚以生新血，辅以黄芩、红豆杉、冬凌草、乌骨藤等解毒祛邪，以清除血毒、血积、血瘀等，获得邪去血和之效。针对难治复发者，李达多辅以中药砷剂类，如复方黄黛片，解毒祛邪而生血、和血。

恶性淋巴瘤可以用"恶核"概括，系痰毒致病，与脾肺失调相关。脾为生痰之源，肺乃储痰之器，脾虚生痰，痰积成毒，经肺而输布百脉、三焦，呈现颈部、腋下、鼠溪及胸腹腔之淋巴恶核症状。其基本病机为"脾虚痰积毒蕴",临证施以"健脾益肺、涤痰解毒"方药,常用黄芪、党参、白术、茯苓、炙甘草等,健脾益肺以调和气血津液,辅以山慈菇、法半夏、胆南星、麻黄、石菖蒲等涤痰解毒、宣肺和脉。

多发性骨髓瘤等恶性浆细胞疾病可以用"髓瘤"概括,系瘀毒所致,与肾虚密切相关。本病多见于老年人,年老肾虚,复感邪毒,瘀血内阻,瘀毒积聚不除,久则侵及骨髓,发为髓瘤。其基本病机为"肾虚血瘀毒蕴",施以"益肾活血解毒"方药,如补骨脂、淫羊藿、黄精、骨碎补、牛膝、女贞子、黄芪等益肾扶正和血,辅以姜黄、重楼、黄芩、郁金、三七等祛瘀生新、解毒和血。

2. 补益脾肾和血,辨治贫血性疾病

贫血性疾病,现代医学从发病机制上大致分为两类:外周性贫血疾病与骨髓性贫血疾病。前者常见造血原料缺乏性贫血、免疫性溶血性贫血、慢性病贫血等,后者常见再生障碍性贫血、骨髓增生异常综合征之难治性贫血、骨髓病性贫血等。贫血性疾病归属于中医学"虚劳"血虚类病证,外周性贫血性疾病以"血劳"概括,骨髓性贫血性疾病以"髓劳"概括。血劳者乃气血虚损劳伤,病位在血脉,与后天之本脾相关;髓劳者多精血虚损劳伤,病位在骨髓,与先天之本肾相关。既往对于贫血性疾病的临床研究也表明:从脏腑辨证角度,贫血性疾病以脾肾为主,外周性贫血以脾为主,骨髓性贫血脾肾兼顾。

辨治贫血性疾病以健脾补肾为主,临证时有所侧重,如外周性贫血,在健脾益气治疗血劳基础上,酌加益肾药味,促进和血而生血;骨髓性贫血,在补肾益髓治疗髓劳前提下,辅

以健脾益气方药，有益于化生精血。临证常用黄芪、参类（人参、红参、党参）、白术、当归、茯苓、甘草、红景天之类健脾益气养血，补骨脂、淫羊藿、女贞子、菟丝子、黄精、山萸肉等补肾益精以生血。外感邪毒、肝郁气滞、瘀血内阻、湿蕴不化等也可影响血的化生，导致虚损不复。在健脾补肾基础上，辨证予祛邪和解药物，以达解毒、祛瘀、解郁、除湿而和血生血，多用水牛角或羚羊角粉、赤芍、肿节风、地锦草、升麻之类凉血解毒和血，三七、丹参、鸡血藤、当归之类祛瘀生新和血，柴胡、郁金、白芍之类疏肝解郁和血，辅以茯苓、猪苓、法半夏、石菖蒲之类利湿祛痰和血，等等。在扶正补虚基础上，祛邪解毒而消除损伤之因，进一步促进气血调和，改善贫血。

3. 调肝扶脾和血，辨治血小板减少症

原发免疫性血小板减少症是血液科临床常见的出血性疾病之一，其发病机制与免疫失耐受和骨髓巨核细胞成熟障碍相关。本病的出血性紫癜属于"血证"范畴，而血小板减少属于"血虚"范畴。从紫癜角度辨析：肝主藏血，脾主统血，肝、脾与血的循行密切相关。肝气条达，脾气旺盛，则血行调和，循于常道，可藏于肝、统于脾。若各种因素伤及肝、脾，则肝郁化火、热迫血行，或肝肾亏虚、阴虚火旺，或肝郁气滞、气滞血瘀，或脾气亏虚、失于统摄等，均可致肝脾失调，失于藏血与统血。血失安和，溢于脉外，发生紫癜。从虚劳（血虚）角度辨析：脾胃为气血生化之源，肝肾同源，互生精血，肝、脾、肾与血的生成密切相关。肝脾调和，气血化生，精血

滋生，则无虚劳血虚之虑。因肝肾亏虚、精血不足，或肝郁血瘀、新血不生，或脾气不足、气虚血少等，均易致血小板减少性虚劳血虚之证。李达在传承先生从少阳肝胆郁火辨治经验基础上，博采国医大师郭子光从肝脾论治慢性紫癜经验，探索出"调肝扶脾法"：调肝既促进血之贮藏，又益于血之滋生，扶脾既促进血之统摄，也益于气血之化生。李达以调肝为主，以扶脾为辅，兼顾益肾，促进血和，常获良效，并逐渐应用于过敏性紫癜和色素沉着性紫癜等多种类型紫癜。

李达临证注重调肝，涵盖疏肝、清肝、柔肝、益肝等法，辅以扶脾。钻研唐宗海《血证论》对于小柴胡汤的灵活运用，感悟"血气不和者，小柴胡汤可以从中上疏达肝气，木气冲和条达，则血气和平"，以经方小柴胡汤为基础化裁，自拟调肝扶脾和血方：柴胡、黄芩疏肝清热，白芍柔肝调血，黄芪、白术健脾益气生血，肿节风清肝凉血，仙鹤草补虚收敛止血，女贞子、生地黄、补骨脂滋阴济阳补肾，甘草调和诸药，共奏藏血、统血、生血之效而和血。在辨病论治基础上，针对兼夹症辨证加减，血热明显者，联合犀角地黄汤加减；脾气亏虚者，联合归脾汤加减；阴虚内热者，联合知柏地黄汤加减，等等。

中医药在稳定病情、减缓症状、增效减毒、提高生活质量方面发挥着不可替代的作用。"和血法"是李达在秉承先生经验基础上，结合血液病"血失和"的病机，从中医"和法"角度探索而形成的特色诊治思路，验之临床有效，其内涵在实践中不断丰富，现已初成体系，有待不断发展、不断完善，以期形成独具特色的岭南"和血流派"。

（三）代喜平教授：继承梁师经验，因人制宜辨治原发性血小板增多症（ET）

简介：代喜平，男，1970年10月生。主任医师，医学博士，研究生导师，广东省中医院（广州中医药大学第二附属医院）血液科主任，医院青年名中医，中国中西医结合学会血液病专业委员会常委、中华中医药学会血液病分会常委、中国民族医药学会血液病分会常务理事兼副秘书长、广东省中医药学会血液病专业委员会副主任委员、广东省医师协会血液科医师分会常委等。先后拜师上海市名老中医吴正翔教授、全国名老中医梁冰教授、广东省名中医陈志雄教授、国医大师郭子光先生，在中西医结合诊治贫血性疾病、血液肿瘤性疾病方面积累了丰富的经验，疗效突出。主持和参与国家重点基础研究发展计划（973计划）、国家中医药管理局、广东省科技厅等课题10余项。以第一作者或通讯作者在核心期刊发表学术论文20余篇，主编血液专著3部，参编血液专著4部，培养研究生11人。

1. ET概述及目前现代医学治疗面临的主要问题

ET是一种较为常见的慢性骨髓增殖性肿瘤，目前其病因和发病机制尚未完全阐明。有研究证实，JAK2、CALR和MPL基因获得性突变，通过激活其下游信号通路，引起血小板过度增殖，从而出现一系列临床表现，如持续性血小板增多、自发出血倾向、血栓形成、脾脏肿大等，部分患者有血管性头痛、头晕、视力模糊、四肢末端麻木及烧灼感、手足发绀等微循环障碍症状，患者可有非特异症状如疲劳、乏力、腹部不适、皮肤瘙痒、盗汗、骨痛、体重下降等。目前其治疗目标是预防和治疗血栓并发症，现今治疗主要依据患者血栓风险（ET血栓国际预后积分IPSET-thrombosis）分组，采用抗血小板治疗如阿司匹林、噻氯匹定、氯吡格雷，以及降细胞治疗如羟基脲、干扰素、阿那格雷、芦可替尼、马利兰、血小板单采术等。

长期随访表明，少数ET可向骨髓纤维化、真性红细胞增多症或急性白血病转化，长期应用细胞毒药物可增加转化的发生率，因此如何选择治疗方案，以避免细胞毒药物的不良反应，尽量减少疾病转化，是临床医生面临的重要问题。临床中发现，有相当多的患者由于担心细胞毒药物的不良反应而自行停药；部分患者因药物不良反应而被迫停药，易于引起血栓栓塞；还有少数患者需要长期较大剂量维持用药，无疑增加了疾病转化的风险。如干扰素易引起的流感样症状、甲状腺功能低下、抑郁等精神症状；阿那格雷引起的心血管系统、中枢神经系统、呼吸系统、消化系统诸多不良反应也不容忽视。抗血小板药物在血小板大于1000×10^9/L或有出血的患者中使用受到限制。本病治疗除控制血小板数量、预防血栓和出血外，改善血管和血小板功能状态，缓解患者临床症状亦是重要的方面。可见现代医学治疗还存在未被满足的诸多需求，这就有必要积极介入中医药治疗以解决或部分解决上述问题。

ET多见于老年患者，年轻患者亦不少。我们通过长期临床观察认为，本病的证候特征在年轻患者和老年患者中有明显差别，临床应结合患者年龄，因人制宜辨治本病，才能收到良好效果，兹论述如下。

2. 对 ET 病因病机的再认识

从中医病机分析，ET 的诸多临床症状和体征可以用"血瘀证"加以概括和归纳。血瘀证候的特点包括：①疼痛，多为刺痛，痛处固定不移，拒按，夜间痛甚。ET 患者可有头痛，四肢末端麻木或灼痛，甚至由于血栓形成引起肢体疼痛、胸痛、腹痛、胁痛等，其痛有定处，固定拒按。②肿块，其在外可见肢体肌肤青紫肿胀，在内则形成癥积、痞块，固定不移。ET 患者可因肢体血栓引起疼痛、肿胀、坏疽，也可因出血而出现皮肤青紫、瘀斑，在内则表现为脾大，甚至肝大。③出血，其色多紫黯，或夹有瘀块。ET 患者主要因血小板功能缺陷，可表现为全身各部位出血，如鼻衄、咯血、呕血、便血、月经过多、皮肤出血等。④面色黧黑，肌肤甲错，唇甲青紫，舌质紫黯，或有瘀点瘀斑，脉象细涩、沉弦、结代等。ET 患者在望诊和脉象方面多有这些表现。除此之外，由于血瘀阻络，气血不利，失去濡养功能，患者可有疲劳、乏力、头晕等。由此可见，中医血瘀证基本能够概括 ET 的临床表现。

从辨证求因的角度看，ET 出现瘀血主要包括如下原因：①外感邪毒。外感火热毒邪，或外感寒湿之邪，入里从阳化热，致邪热内蕴，热郁血分，内攻骨髓，可致热蕴血瘀气滞为病。②情志过极。情志不舒，肝气偏旺；或肝郁化火，肝热血瘀，血气盈实而致病。如《灵枢·百病始生》说"若内伤于忧怒则气上逆，气上逆则六输不通，温气不行，凝血蕴里而不散"。③肾脾亏虚。因年老体弱，或后天劳损、疾病影响所致。肾气亏弱，阴虚火旺，骨髓蕴热，或阳虚失煦，寒凝不化，血脉瘀滞，或后天亏损，正气不足，气不帅血而致血瘀，引发本病。

总之，本病病位在骨髓，属于血分病变，上述各种原因均可导致机体阴阳失衡，脏腑气血失调，血瘀气滞，脉络瘀阻，骨髓增殖偏胜，血实血瘀而发为本病。其证候总属于标实本虚或纯实之证，以血瘀、血热、气滞为其标，气虚、阴虚为其本。

3. 年轻患者多肝郁血热血瘀，治宜疏肝清热、凉血化瘀

ET 年轻患者与老年患者在证候特点上有很大不同，多表现为头痛、眩晕、胁肋胀痛、急躁易怒、烦热失眠、齿鼻衄血、面红目赤、口渴口苦、大便燥结、小便赤热、舌黯红苔黄、脉弦滑有力等肝郁火结、瘀热内阻之象，少有肝、脾、肾等脏腑亏虚者。究其原因，缘于病起七情内伤，致肝郁气滞，肝热血瘀，如《丹溪心法》曰"气血冲和，万病不生，一有怫郁，诸病生焉"，"气有余便是火"；或感受火热毒邪，热郁血分，或体质阳盛，心肝火旺，内攻骨髓，致热蕴血瘀气滞而成本病。

可见，ET 年轻患者表现为一派肝郁血热瘀滞之证，其治疗应采用疏肝理气、泻火解毒、凉血祛瘀的法则。正如《证治汇补》所说："郁病虽多，皆因气不周流，法当顺气为先，开提为次，至于降火、化痰、消积，犹当分多少治之。"可见，疏肝解郁是最基本的原则，在这个原则下结合患者具体脉证，再参以清热泻火、燥湿化痰、消积散结等治法，才能切中治疗要领。

在中药治疗方面，应选用柴胡、香附、郁金、川楝子、佛手、八月札等疏肝解郁、理气行气；石膏、栀子、龙胆草、黄芩、黄连、黄柏、苦参、夏枯草清热泻火；金银花、连翘、大青叶、败酱草、重楼、虎杖、青黛清热解毒；以及水牛角、牛黄、玄参、生地黄、牡丹皮、赤芍、水蛭等清热凉血、活血化瘀。若肝热郁火、瘀热毒邪伤及正气，致气阴两伤，又应加入滋养肝阴或益气养阴之品。滋养肝阴可予沙参、天冬、黄精、旱莲草、女贞子、枸杞子等，益气养阴又可应用太子参、党参、玄参、生地黄、麦冬、知母之属。

4. 老年患者多肾亏血瘀，治从益肾化瘀，兼顾补肝健脾

老年患者多正气不足，精气渐衰，肾、肝、脾三脏亏虚，如《素问·阴阳应象大论》曰："年四十而阴气自半也，起居衰矣。"《素问·上古天真论》也形象地描述了人体进入老年后肾气衰退，精血不足，机体脏腑、五体、五窍功能低下，甚至竭绝的过程。ET 好发于 50～70 岁之间，平均发病年龄在 60 岁左右，从中医病因分析，这与老年肾虚密切相关。由于肾气亏虚，气虚血瘀，或肾虚感邪，邪滞瘀阻均可形成本病。又如老年患者脾虚、肝郁 / 肾亏，正气无力行血，气血凝滞亦为本病重要病机。可见老年 ET 病机以肾虚血瘀为主，或兼有脾虚，或肝郁，总属虚中夹实之证，与年轻 ET 患者病机以标实为主有较大区别。临证方面，患者或有脾肾阳虚的腰膝冷痛、形寒肢冷、倦怠乏力、腹胀纳呆、大便溏薄、小便频多、舌淡苔白、脉沉弱之证；或伴有肝肾亏虚的头晕目眩、腰膝酸软、形体消瘦、肢体麻木、五心烦热、潮热盗汗、皮肤干枯、舌红少苔，甚者光红无苔、脉弦涩或细数等。治疗宜攻补兼施，标本兼顾，补益肾、肝、脾三脏，兼以活血化瘀。或补益脾肾，温阳益气，活血祛瘀，可选肾气丸或右归丸合补阳还五汤，或滋补肝肾，清热降火，活血化瘀，如左归丸或知柏地黄汤合桃红四物汤，不能一味应用活血化瘀药或破血逐瘀药。由于脾肾亏虚，易于合并水湿、痰浊内阻者，又当辅以温阳利水、祛湿化痰之品，如真武汤、二陈汤等。再者，在老年患者，不宜过多应用破血逐瘀和燥血之品如三棱、莪术、地鳖虫、虻虫、水蛭等，以免伤正。因此在治疗老年 ET 时，要结合老年患者的体质特点，在化瘀的同时兼顾益肾、健脾、补肝，以标本兼顾，扶正化瘀，使正胜则邪消，但无瘀滞之理。

5. 善用活血化瘀药，尤其是破血逐瘀等虫类药以增强疗效

ET 属于血瘀为患，活血化瘀治疗应贯穿疾病始终，因此治疗时应结合患者年龄、体质、具体脉证，辨证应用活血化瘀药，掌握不同类型活血化瘀药物的特点和剂量，灵活配伍，方能切中病情。若患者血分郁热，应配伍清热凉血化瘀药如赤芍、牡丹皮、地龙、水蛭之属；若气滞明显，应加入理气行气药如香附、郁金、川楝子之品；若气虚不足，则应配伍益气补气药，如黄芪、党参、太子参、白术等；阳虚血瘀明显，则要加入鹿角胶、巴戟天、附子、肉桂等温阳祛寒之类，配伍温阳化瘀之品如五灵脂、骨碎补等；若阴虚火旺者，又当滋阴降火化瘀，需用黄柏、玄参、青蒿、地骨皮、知母之流。若患者体质强盛，无虚证之象，可大胆应用活血化瘀之品，少佐破血逐瘀之品如三棱、莪术等，或应用虫类药物，如地鳖虫、水蛭、全蝎以增强疗效，尤其是水蛭一味对控制血栓栓塞大有裨益，若老年正虚，或体质虚弱者又不在此例。若合并热毒内蕴，患者面红目赤、身热口渴、便干尿赤、舌红苔黄，又应配合清热解毒泻火药如生石膏、板蓝根、重楼、连翘、玄参、大青叶等。合并痰湿内阻，又应结合燥湿化痰药如半夏、天南星、猫爪草、贝母、瓜蒌皮等，少佐健脾理气药如白术、山药、茯苓、白扁豆，以杜绝生痰之源。若体质偏虚，又要适当配伍扶正之品，攻补兼施，活血通络，标本兼顾，可应用活血养血药如当归、川芎、丹参、鸡血藤、三七等，以防散血耗血，伤及正气。老年患者合并痰湿内阻、正气虚弱者多，因此须合用燥湿化痰、养血活血等法。

（三）崔徐江教授：受梁冰思想教导，开中西医结合新篇

简介： 崔徐江，男，1965 年 7 月生，广东省中医院（广州中医药大学第二附属医院）血液科主任医师，研究生导师。1987 年投身中西医结合事业；1988 年任江西省中医药研究所中西医结合研究室副主任。1993 年投身输血事业，筹建全国首家临床输血研究所；1995 年后历任广州血液中心成分科主任、业务科科长、中心主任助理、临床输血研究所所长。2003 年参与抗击非典后回归中西医结合事业，2005 年任广东省中医院体检中心主任，2007 年创建全国首家"治未病中心"，推广中西医结合健康管理创新模式。曾任中国输血协会临床输血委员会及省市多个学会常委、委员，《中国输血杂志》等 5 家核心期刊编委、审稿专家，主编、参编高校规划教材及学术专著 10 余部，发表学术论文 40 余篇。主持参与国家"十一五"攻关及省市级课题 20 余项，获省级、市级科学技术奖各一项。

我苦寻中西医结合之路 30 余载，这两种思维方式大相径庭，该如何结合才优势互补、形成合力、造福更多人呢？近十几年来，在梁冰教授学术思想指导和临证示范引领下，我渐从迷茫疑惑中找到自己的路，不仅在中西医结合诊治血液病及其他专科疾病上收获满满，而且在中医体质辨识与西医体检、中

医治未病与西医健康管理、中医与输血等方面开得新篇。借此分享下自己 30 多年来探索中西医结合的心路、感悟与体会。

1. 再入中医遇梁冰，心中疑惑似迎刃

初入中医阵营，是 1987 年从江西医学院本科毕业，因总成绩优及中医学单科折桂，有幸进入江西省中医药研究所工作。因我是党员，当年被选派参加首批中央讲师团，下乡支教一年。1988 年刚获得初级职称的我就被委任为团总支书记兼第四研究室（中西医结合研究室）副主任。刚满 23 岁的我连中西医结合的门往哪边开还不知，就被委任为研究室副主任，诚惶诚恐。好在有启蒙导师成汗副所长一席话，才让我的心渐渐得以安宁。他说：祖国医学博大精深毋庸置疑，而今西医强势也是客观事实，这说明什么？中医仍有很多不足！引进你们这批西学后生，就是希望从不同视角去发现中医短板，中西结合，取长补短，不断完善我们的医学。痛心的是天妒英才，成所长不久患白血病英年早逝。少年轻狂的我也因此选定白血病方向，考入中山医科大学第一附属医院血液科攻读临床医学硕士，重回西医阵营。

再入中医阵营，那是终生难忘的 2003 年，万众一心，抗击非典。时任广州血液中心主任助理、广州临床输血研究所所长的我迎战病魔，义不容辞，火线立项，并成功研制出富含抗 SARS 病毒抗体血浆制剂，也因此与广东省中医院结缘，于 2003 年底调入该院血液科，重归探索中西医结合之路。

血小板，正是这人体中微小的细胞，成为我结识、认知、臣服于梁冰教授的第一标签。虽然我们十年磨一剑的《血小板单采应用技术研究》分别荣获省级、市级科学技术三等奖，但是，在多次紧跟梁冰教授示范查房、聆听梁教授讲解血小板相关疾病后，心中的许多疑惑似乎找到了破解的方向。梁老渊博的中西医知识、宽广的衷中参西胸怀让我彻底臣服。踏破铁鞋无觅处，蓦然回首我发现：梁冰教授，不正是我多年在迷茫中苦寻中西医结合之路的航标、导师吗？

2. 衷中参西先生教，辨病辨证顿开窍

血小板、血证、ITP、紫癜、免疫抑制、凉血解毒……一串串、一对对拗口、难懂的中西医专业名词、复杂概念，从梁老嘴里讲出来时，就好像是用中西乐器合奏的交响乐，美轮美奂，你不臣服也不行。《梁冰教授经验集锦：五十载诊治血液病经验》中有这样一段："先生在临床上特别强调并重视的是：中医辨治血液病，务必中西医病证结合！先是及时完善各项客观检查，明确疾病的诊断，参照相关针对性的指南与共识意见，进行疾病危险度及预后的评估，在选择合适的西医诊疗基础上，实施中医介入辨证施治；强调整体观念个体化，哪些患者适合中西医结合，哪些患者适合中医辨治；何时以西医为主诊疗，何时以中医为主论治等，其目的在于不断提高临床疗效。"由此可见，正因为梁老对中医自信，对西医精通，方能此般胸有成竹地教导我们。

梁老还认为：紫癜与伏邪之毒相关，邪伏于内，伤及脉络，逾时而发。按卫气营血辨证思路，毒邪直中营血……热伤脉络则迫血……阴虚火旺破血，或因脾肾不足，气虚失摄，易于血溢脉外而呈现各类血证，这也是本病久久不复的原因所在。在《梁冰衷中参西血液病经验》一书中还记载着梁老众多高见，如：紫癜之发生，不外乎因实、因虚致病而已！因实

者，多与热密切相关，认为其病机本质为热犯血脉，常见血热妄行证，尤其初发、急性、儿童与年轻人如是。有一分邪毒，则有一分热。热在血分，强调凉血解毒是其基本治疗法则，临床惯以清热凉血止血作为基本治法。梁老惯用的基础方药中，水牛角、羚羊角粉、石膏、鳖甲、知母、牡丹皮、生地黄、三七等清热凉血、益气养阴（止血）药常见。

ITP，自身免疫性疾病之一，特别是复发的，真的很难治，难倒了无数中西医者。然而，在梁老的学术思想教导下，还有他老人家在查房时的亲身示范和讲解，让我茅塞顿开，学会了如何中西医结合辨病辨证施治。此后至今十余年中，我接诊ITP患者时：①借助现代医学检查手段，先辨病，明确诊断。②辨病明确后，四诊合参，结合卫气营血、自身免疫病理病机进行辨证。③辨病辨证清晰后，继续按梁老教的中西医结合、分层论治，让中西药分工协作。④在收获满意疗效、治愈率提高后，又回顾研究卫气营血、自身免疫中西医这两个不同体系对本病病机认识的共性问题。

血小板、紫癜，学梁老衷中参西、辨病辨证，这是第一标签，仅仅是开了个好头。活学活用梁冰教授学术思想，让我在日后探索中西医结合的工作中收获更大。

3. 梁老思想传四方，防病输血亦点亮

梁冰教授衷中参西学术思想的精髓是什么？我的领会是：不仅对中医信心满满，而且深谙中医之不足，主张能用西医解决的短板问题，那就该果断取长补短。早已是国家名老中医的梁老，能有这般思想境界和宽广的胸怀，罕见！

2005年我受命接管刚组建的新科室总院体检中心。上任

时的大难题是：我们中医院新成立的这个体检中心，与周边西医院体检中心相比，起点低、基础差，人才、技术、设备、名气、市场等皆不占优，就算硬拼十年，也难磨成一剑。怎么办？就此认怂吗？此时此刻，已植入我体内的梁冰学术思想种子开始发芽了。我深知西医体检的优势在查病，短板在检后健康管理。每年数以万计的体检者，真正查出新病者寥寥无几，九成以上均没病或处于亚健康状态，耗巨资体检所获得的宝贵健康数据被白白浪费，对体检者改善健康没发挥任何作用。那么，我们中医院的体检中心，能否针对西医体检的短板、痛点，想法利用好这些资源，把我们中医调理的优势发挥出来，中西医结合，优势互补，帮体检者检后能改善健康，闯出一条既彰显中西医特色优势，又利国利民的中西医结合体检服务新路呢？

天道酬勤，2006 年我们迎来了国医大师王琦的国家级科技成果九种体质辨识方法在总院体检中心落地转化之良机。2007 年我们总院体检中心华丽转身，成为全国首家治未病中心之一，全国首家体质辨识中心。国内外宾客蜂拥前来观摩我们首创的中西医结合体质辨识健康检查模式。梁冰教授的学术思想如今已在全国治未病、健康管理、防病领域点亮异彩。

2016 年国家正式将输血学新增为二级学科，人民卫生出版社特请中国医学科学院输血研究所创建者、老所长、年近九旬的杨成民教授出山，牵头主编核心专著《中华输血学》。可杨老却犯愁了，如何在《中华输血学》中凸显中华特色呢？于是下令要我想办法在中医与输血方面开出新篇。有杨老的绝对信任和对中医的厚望，有梁老的思想引领和对西医的海纳，我自强不息、迎难而上，延续以往找短板、求互补的思路，首次找出了中医与输血这两个以往互不相干学科之间的关联，按时完稿，独立成章编入了首版《中华输血学》这本巨著，于2017年出版发行。一石激起千层浪，在《中华输血学》的带动下，各地纷纷成立中西医结合学会或科研协作组。2021年为建党百年献礼的《中华输血学》第2版出版在即，其中的中医与输血这一章，不再是我孤军奋战，有了名中医成都中医药大学刘松山主任和南京中医药大学朱培元主任等中医血液、西医输血专家的鼎力支持，已合力完稿并升级为《中华输血学》总论篇章之一。梁冰教授的学术思想在输血领域又点亮异彩。

院内种花墙外香，梁冰思想传四方，防病输血亦点亮，赠人玫瑰手留香。借此结语，感恩梁老，传扬梁冰教授学术思想。

（四）王沁教授：梁冰教授过敏性紫癜诊治经验学习心得

简介： 王沁，女，1963年5月生，1988年血液内科专业硕士研究生毕业。现任广东省中医院珠海医院风湿血液科主任医师，广州中医药大学硕士研究生导师，中国民族医药学会血液病分会常务理事，广东省中西医结合学会血液病分会常委，珠海市医学会血液风湿病分会副主委，珠海市抗癌协会副会长暨血液肿瘤专业委员会副主委。从医30余年，对中西医结合诊治血液系统疾病，尤其是在各类血液肿瘤的标准化、个体化治疗方面有丰富经验。发表论文20余篇，主持或参与省级以上科研课题多项，培养研究生10余名，曾荣获"南粤好医生"称号。

过敏性紫癜是临床常见的一种出血性疾病，主要因机体对某些物质发生免疫反应，导致毛细血管通透性增高，血液外渗而发病，临床常表现为对称性可触性紫癜、关节痛、腹痛及肾

164

损害等。治疗上西医多用抗组胺药物、糖皮质激素、免疫抑制剂、抗血小板药物等，但停药后易反复，病程缠绵。著名中医血液病专家梁冰教授集数十年临证经验，衷中参西分层调治本病，获得改善症状、稳定病情、减少复发之良效。笔者有幸跟随梁冰教授学习，对先生治疗过敏性紫癜的经验进行总结，颇有心得。

1. 诊病寻因，参透病机

梁冰教授提出，过敏性紫癜初期皮肤紫癜反复发作，缠绵难愈，或伴皮肤瘙痒，符合"风善行而数变"及"湿性黏滞"的特点，认为多属"紫癜风"范畴。病因病机方面，先生认为本病属"血热妄行"者多见，其病机本质为"热犯血脉"，强调过敏性紫癜与"热"的关联性，常见风热、湿热、热毒和阴虚内热。病初多由风邪外袭，继而夹热入里，伤及血络，血溢脉外，瘀血阻络。泛于肌肤，故见瘀斑、紫癜；湿热蕴肠则腹痛腹泻、便血；壅滞关节则关节肿痛；下注膀胱则出现血尿。病情迁延、反复者，则伤及肝脾肾，可致气阴两伤，气不摄血。儿童更因先天禀赋不足、后天调养不当而易发本病。

2. 病证结合，分层辨治

梁冰教授根据该病特点，辨病与辨证结合，对不同病型、病程、体质进行分层辨治。

先生认为，本病急性期属实、属热者多，治疗以祛邪为主。应以"清热凉血止血"为基本治法，并在凉血解毒同时，加以疏风除湿。主方为犀角地黄汤合荆防败毒散，或以自拟经验方凉血解毒汤加减。犀角地黄汤清热解毒、凉血止血；配合荆芥、防风、连翘、蝉蜕、地肤子等疏风清热、透疹消瘀斑；湿热者加萆薢、薏苡仁、黄芩、土茯苓等清利湿热；阴虚内热者加知母、旱莲草、女贞子、黄精、麦冬、沙参等。离经之血未能速散，则形成瘀血，因此，先生在凉血止血同时不忘活血化瘀，常用紫草、田七、丹参、益母草之类。《本草纲目》记载，紫草"治斑疹痘毒，活血凉血"，田七"止血、散血、定痛"兼备；现代研究紫草和田七均有抗炎、降低毛细血管通透性的作用。因此，先生临证中对不同证型过敏性紫癜常适当加用紫草、田七，收效甚佳。

先生认为，病程迁延，长期反复发作者，属虚证，治疗以补虚为主；虚实夹杂则当攻补兼施。根据肝主疏泄、肝藏血、脾统血之理论，注重调理肝脾。过敏性紫癜中后期，病情迁延，患者因邪毒伤肝，肝血失藏；或肝气不舒，郁而化火，热迫血行；或肝郁气滞，气滞血瘀；或肝郁脾虚，脾不统血，血溢脉外，故本病与肝脾关系密切。治疗上，先生把握病机，提出以调肝扶脾为法，兼顾补肾，配合凉血止血。肝郁脾虚型常选用小柴胡汤合归脾汤加减，肝肾阴虚型予六味地黄汤合茜根散加减，再根据"湿、热、瘀、虚"等不同兼证，辅以祛湿、清热、化瘀、补虚之方药，达到柔肝和血、健脾益气、扶正固本、摄血藏血之效。

针对儿童过敏性紫癜，先生在清热凉血止血的同时，根据小儿生理特点，注重补肾健脾。小儿肌肤薄，卫外不固，易受风邪等四时邪气侵袭；先天禀赋不足者，多为肾虚，病邪乘虚而入；同时小儿脾胃易损，运化失司，以致湿蕴中焦，郁而化热，易发本病。因此，治疗儿童患者，先生常在清热凉血止血的基础上，加灵芝、阿胶、女贞子等补肾之品，或薏苡仁、茯苓、山药等健脾之品。

3. 衷中参西，中西医结合

梁冰教授在临床实践中，对病情不稳定、有进展和重症患者，尤其是腹型紫癜、肾型紫癜较重者，并不拘泥于单一的中医治疗，而是辨病为先，病证结合，积极采取中西医结合治疗，以确保患者安全。若出现过敏性紫癜所致的胃肠道症状、关节炎、血管神经性水肿、肾损害以及表现为其他脏器急性血管炎者，会及时应用糖皮质激素、免疫抑制剂、抗组胺药等西医常规治疗，同时辨证运用中医清热凉血、止血活血，以稳定病情，减毒增效，发挥协同作用。

例如对于腹型紫癜，排除外科手术指征，腹痛者，加白芍、仙鹤草，倍用甘草等以缓急和中；便血者加藕节炭、槐花炭、地榆炭、蒲黄炭、仙鹤草、茜草等收敛止血。对于肾型紫癜、肾功能轻中度损害、血尿患者，加大蓟、小蓟、白茅根凉血止血；尿蛋白多者，加益母草、紫草、丹参以活血化瘀；阴虚发热甚者加鳖甲、地骨皮、银柴胡以清虚热。同时，根据患者紫癜情况，酌情使用糖皮质激素、抗组胺药、安络血、双嘧达莫、维生素 C 等西药，重症患者必要时给予丙种球蛋白、血浆置换甚至手术治疗。

4. 汲取精华，融会贯通

梁冰教授年逾八旬，依然致力于血液病中西医治疗的临床和研究，令人敬佩。作为先生的学术传承人，将其学术思想进行总结，汲取精华，融会贯通，并在临床实践中不断创新，提升临床疗效，是莫大的幸事。对于过敏性紫癜的治疗，有以下几点思考。

（1）辨病为先，辅以辨证

紫癜在中医学属"血证""肌衄"范畴，中医病因病机相近，治则治法也有相通之处。而在现代医学，不同紫癜的发病机制则完全不同，过敏性紫癜不仅要与血小板减少症及其他出血性疾病相鉴别，就其本身变态反应性血管炎来说，也有多种不同的病因。因此首先要根据西医诊断标准，通过实验室检查和其他辅助检查，明确疾病诊断，即是不是过敏性紫癜？是皮肤型、腹型、肾型、关节型，还是混合型？严重程度如何？有无其他并发症？在此基础上进行中医辨证。目前本病的中医证型并无统一标准，从风、热、湿、瘀、虚的角度，主要有风热伤络、血热妄行、湿热内蕴、瘀血阻络、肝郁脾虚、肝肾阴虚等证，证型之间多有关联。也有表述为热迫血行证、气不摄血证、气滞血瘀证、阴虚内热证的，应更加规范。

（2）病证合参，综合治疗

根据疾病类型、病程阶段、严重程度，采取中西医结合治疗。不强调纯中医或纯西医，应根据患者具体情况给予个体化治疗。急性期、症状重者，常规应用糖皮质激素、抗组胺药等控制症状，减少患者焦虑，同时给予中药祛风除湿、凉血止血、化瘀消斑、缓急止痛，可增强效果，稳定病情。病程迁延、反复发作者，不宜长期服用激素，应以中药调肝扶脾、益气摄血为主，同时滋阴清热，活血止血。肾型紫癜要根据西医病理分型，血尿、蛋白尿及肾功能情况，配合中医辨证施治。对于难治性紫癜，尚需使用其他免疫抑制剂，并以中药减毒增效。

（3）凉血不忘护胃，止血不忘化瘀

脾胃之气乃后天之本。观察病情要查看胃气，治疗疾病要顾护胃气。过敏性紫癜早期大量应用清热凉血解毒药，后期因病情缠绵反复损伤正气，或过度滋补，都会影响脾胃功能。因此遣方用药须常顾胃气，谨记苦寒不能败胃，滋补不能碍脾。调护胃气，一是益气健脾，选用黄芪、白术、党参等，补益脾胃使纳谷增加；二是和胃醒脾，选用陈皮、砂仁、木香等调达气机，防止滋腻碍胃，食滞中焦。另外，过敏性紫癜虽为出血性疾病，但离经之血即为瘀，血瘀始终贯穿其中，因此止血同时要兼顾活血祛瘀。

（4）避免复发，重在预防

本病半数左右有复发倾向，因此治疗上重在预防。本病病因复杂，有细菌、病毒、寄生虫、衣原体等病原体感染，有食物、药物、吸入物等过敏原刺激，有体质、免疫、遗传等因素。诊断中要进行病原菌、过敏原的检查，及时给予抗感染治疗，避免接触可疑过敏物质。同时要锻炼身体，增强体质。对体弱者进行中药调理，或给予免疫调节剂，以预防感染，消除诱因，防止疾病反复发作。

本病是一种全身性变态反应性小血管炎，病因病机复杂，临床表现多样，病程缠绵反复，治疗手段有限，中医和西医对本病的认识都有待进一步深入。梁冰教授的临床经验和学术思想，对本病的治疗有着独到的指导价值，还需在临床实践中不断领悟、运用和发展。

（五）吴顺杰教授：传承慢性移植物抗宿主病经验，感悟践行"推陈植新"辨治理念

简介：吴顺杰，主任医师，博士生导师，博士后合作导师，深圳市实用型临床人才，中国中西医结合学会青年工作委

员会常务委员，广东省医师学会血液科医师分会造血干细胞移植与细胞治疗学组委员，广东中西医结合学会血液病分会委员，广州市器官移植学会委员，深圳市医学会血液病专业委员会委员，深圳市肿瘤防治联盟淋巴瘤专业委员会常务委员，深圳市医师学会内科医师分会理事，深圳市医师协会血栓管理委员会常务委员，等等。

从事血液病临床、科研及教学工作 20 年，先后任职于广东省中医院、北京大学人民医院、中山大学附属第七医院血液内科，主攻 HLA 半相合造血干细胞移植及细胞免疫治疗恶性血液肿瘤。探索建立异基因造血干细胞 GVHD 预防体系和移植后白血病复发防治体系。主持国家中医药管理局临床研究基地专项资助课题 1 项，广东省自然科学基金资助课题 2 项，广东省中医药局资助课题 2 项，参与国家自然科学基金、国家中医药管理局及广东省科技计划资助课题各 1 项。获医院医疗成果二等奖 1 项，三等奖 2 项，发表论文近 30 篇，参与编写专科著作 3 部。

化疗或生物靶向治疗联合化疗大大改善了急性白血病的预后，但仍无法治愈急性白血病，如不采取造血干细胞移植治疗，大多数中、高危急性白血病患者都会复发。迄今为止，异基因造血干细胞移植（allo-HSCT）仍是治疗中、高危急性白血病患者的唯一治愈手段。这是现代医学技术发展为急性白血病患者带来生存的希望，但造血干细胞移植技术并不完善，移植物抗宿主病、Ⅲ～Ⅳ度的出血性膀胱炎、淋巴细胞增殖性疾病、血栓性微血管疾病、肝静脉闭塞病（HVOD）等并发症给移植患者带来较大的生存风险。

　　移植物抗宿主病（GVHD）是异基因造血干细胞移植术后

常见的并发症之一，根据移植术后的发病时间、临床表现可分为急性移植物抗宿主病和慢性移植物抗宿主病。急性移植物抗宿主病（aGVHD）多在移植术后 100 天内发生，发病急，变化快，如不及时处理常常危及生命，故治疗上常以西医治疗为主，常用的一线治疗方案包括钙调磷酸酶抑制剂（CNI）和/或糖皮质激素。如一线治疗无效或症状反复，考虑包括传统中医药的二线方案治疗。慢性移植物抗宿主病（cGVHD）常发生在移植术后 100 天后，临床上分为经典 cGVHD 和重叠综合征两种类型，表现多样，个体差异大，病程迁延持久，轻则影响生活质量，重则影响远期生存，因此是中医药重点研究的方向之一。梁老从事血液病临床近六十载，诊治血液病和造血干细胞移植术后移植物抗宿主病的患者众多，积累了丰富经验，我在广东省中医院工作期间，有幸跟师梁老，学习总结并感悟其辨治经验，尤其是 cGVHD 临床治疗多有体会。

1. cGVHD 的中医病名认识

慢性移植物抗宿主病指在重建供者免疫的过程中，来源于供者的淋巴细胞攻击受者脏器产生的临床病理综合征，发生率为 30%～70%。cGVHD 可累及全身任何一个或多个器官，临床表现类似自身免疫性疾病，常见皮肤、口腔、生殖器等部位的扁平苔藓样变或皮肤硬化样变、男女生殖器的瘢痕、溃疡或狭窄、食管狭窄、闭塞性细支气管炎、筋膜关节的僵硬和挛缩。cGVHD 的诊断主要依靠临床征象，这一点与中医的病名诊断有相似之处。其中，以皮肤/黏膜扁平苔藓样变为临床表现的，属于中医学"蝴蝶疮"范畴；以皮肤硬化为临床表现者，属于中医学"皮痹"范畴；以关节僵硬和挛缩为临床表现的,属于中医学"经络痹"范畴;以男女生殖器的瘢痕、溃疡或狭窄为临床表现者,属于中医学"阴闭"范畴;以食管瘢痕、溃疡或狭窄为临床表现者,属于中医学"噎膈"范畴;以眼干或沙砾疼痛感为临床表现者,属中医学"白涩症"范畴;以口腔干燥/溃疡为临床表现者,属中医学"口疮"范畴;以指甲萎缩/甲床分离/对称性脱落为临床表现者,属中医学"鹅爪风"范畴;以肌炎/多发性肌炎为临床表现者,属中医学"肌痹"范畴;以斑秃/脱发为临床表现者,属于中医学"脱发"范畴;以气喘为临床表现的闭塞性支气管炎,属中医学"喘病"范畴,等等。这些病名在临床实践中逐步完善,也随着实践不断丰富其内涵。

2. cGVHD 中医病因病机的阐释

cGVHD 中医病因病机的探究是建立在对 cGVHD 病理过程的深刻认识基础上的。现代医学认为 cGVHD 的发生分为三个阶段:组织损伤引起的早期炎症,慢性炎症引起的胸腺损伤及 B 细胞和 T 细胞免疫失调,以及最终导致组织纤维化。这三个阶段常相继发生,但也可同时发生。虽然 cGVHD 的临床表现多种多样,但其主要病理生理过程可归结为免疫炎症反应,常见和特征性的病理改变是纤维化。中医病机多为肝肾阴虚,水不涵木,肝血亏虚,阴不制阳所致,病位在皮肤、黏膜、肌肉、筋脉,多涉及五脏。其中,肝主疏泄,畅情志,开窍于目,cGVHD 的眼部表现与肝失藏血有关;肾为水脏,司开阖,为气之根,阴阳之本,cGVHD 的阴阳失调、阴不制阳终归于肾脏功能失调;肺为气之主,合皮毛,cGVHD 皮肤黏膜表现及肺部表现多与肺的功能失调有关。

详细病机如下：肝气郁滞，肝失条达，导致肝失藏血，阴液暗耗，加之大剂量的预处理药物，造成体内脏腑阴阳失衡，气血阴液亏耗，阴虚无以制阳，虚火上炎而呈现一系列症状。如心阴亏耗，阳亢化火，虚火上炎而为"口疮"；阴液亏耗，肝血不足，无以养目，出现"白涩症"；阴液亏耗，无以滋养食道，气不化津，津聚为痰，痰气交阻出现"噎膈"；脾气亏虚，气血生化乏源，关节、筋脉、肌肉失于濡养，出现"痹证"；肾气亏虚，阴液亏耗，女性阴道失于濡养，气化功能失权，出现"阴闭"；肺气亏虚，阴津亏耗，无以滋养皮毛，出现"蝴蝶疮""皮痹""脱发"等症，日久气虚及肾，肺肾俱虚，发为"喘证"。

从脏腑相关及病机演变过程看，肝气郁滞化火，肝火上炎，伤津耗液，不仅导致本身阴液亏耗，还导致心、脾、肺、肾的阴液亏耗。五脏相关，功能相连，病理上相互影响。"肝肾同源"，子盗母气，日久肾阴亦虚；肝属木，心属火，肝木生心火，母病及子，肝血不足，心阴失源，心肝两虚；"木火刑金"，肝火上炎，耗伤肺阴，肺阴亏耗，等等。此外，药物毒盛，直击脏腑阴阳，五脏功能失调，气血津液匮乏，脏腑失养，气血运行失畅，日久形成有形之瘀血、痰浊，瘀血痰浊阻滞，气血不利，四肢百骸肌肉失养，导致疾病缠绵难愈，亦为cGVHD的病机之一。

从上述分析的病机过程看，导致慢性移植物抗宿主病的病因如下。

（1）情志过极

患者长期情志抑郁，肝气郁滞不畅，气郁化火，耗伤阴液；或情绪暴躁，肝阳过亢化火，耗伤阴血津液。如《丹溪心法》曰"气血冲和，万病不生，一有怫郁，诸病生焉"，《灵枢·百病始生》曰："若内伤于忧怒，则气上逆，气上逆则六输不通，温气不行，凝血蕴里而不散"。

（2）内生毒邪

cGVHD阶段，虽然患者造血及免疫功能逐步恢复，但免疫细胞的功能紊乱，攻击自身脏腑组织，即为"内生毒邪"。毒邪炽盛，化火伤阴，或患病日久，余毒未清，正气已损，耗伤机体阴液，形成阴虚上炎、正虚邪恋的局面。

（3）脏腑虚损

大剂量放射毒、药物毒导致脏腑亏虚，阴液亏耗，阴虚无以制阳，阳亢化火，阴虚火旺；或毒盛正虚，消耗阴液，气血亏虚，血脉瘀滞，痰阻脉络，皮肤、筋脉、肌肉、脏腑失养，引发本病。

3. 慢性移植物抗宿主病的经验总结

cGVHD早期征象不典型，移植术后6～12个月是cGVHD的高发时期，应定期随访和密切观察。一旦出现晨僵、皮肤感觉异常、肌肉酸痛、不明原因低热、乏力或活动后喘息、不明原因消瘦、眼涩、口干、味觉异常、肝肾功能异常、感觉或运动轻度障碍、大便性状改变及生殖系统异常变化等征象均需高度重视，同时进行无创性筛查。无论有无上述不适症状，此期均应积极预防。因此时患者免疫功能逐步恢复，但免疫功能仍紊乱，比如B细胞功能紊乱、T细胞亚群比例失调（Th1/Th2倒置）、杀伤性T细胞（CTL）数量增多等，中医治疗应在辨证调补五脏阴阳的基础上，结合中药现代药理研究结果，运用调节免疫紊乱的药物，如党参、茯苓、夏枯草、赤芍、丹参、牡丹皮等。

治疗初期应根据临床特点进行危险度分层，个体化治疗，精准施策。危险分层为低危患者，可考虑单纯中药治疗，重在调理脏腑阴阳，以清补肝肾为主，如枸杞子、沙参、麦冬、石斛、赤芍、牡丹皮、丹参、莪术之品，加强攻毒力量。观察期为2周，如无改善，尽快启用糖皮质激素治疗，剂量为1mg/（kg·d）。中高危患者，建议采取中西医结合治疗，在使用糖皮质激素联合或不联合CNI（泼尼松±CsA/他克莫司）治疗的基础上，实施中医辨证治疗。西医的一线治疗方案如下：泼尼松的剂量一般为1mg/（kg·d），单次服用；CsA3～5mg/（kg·d），分2次口服，血药浓度150～200ng/mL，或他克莫司0.1～0.3mg/（kg·d），分2次口服，血药浓度5～15ng/mL。免疫抑制剂治疗的中位时间一般为1～3年。但上述方案的有效率仅为50%，且随着治疗时间的延长，感染及白血病复发的几率明显增高。因此，在治疗初期即联合中医辨证治疗，可短时间内最大限度控制cGVHD进展，减少西医治疗的时间和副作用。

（1）低危cGVHD的诊治经验

对于低危cGVHD患者，首选中医辨证治疗。如前所述，患者病初多表现为情绪抑郁，抑郁日久则"气有余便是火"，正如《证治汇补》言："郁病虽多，皆因气不周流，法当顺气为先，开提为次，至于降火、化痰、消积，犹当分多少治之。"故治疗初期疏肝理气、解郁消痰是最基本的原则，治疗过程中参考患者病程兼以清热养阴、祛湿化痰、滋阴降火等治法。临床多选用柴胡、香附、郁金、川楝子、佛手、八月札等疏肝理气解郁；石膏、知母、生地黄、麦冬、龙胆草、黄芩、黄柏、苦参、夏枯草清热养阴；苍术、陈皮、石菖蒲、羌活、独活、胆南星祛湿化痰；水牛角、牛黄、玄参、生地黄、牡丹皮、赤芍、水蛭等凉血化瘀；以及沙参、天冬、黄精、知母、旱莲草、女贞子、枸杞子等滋养肝阴。

临证时应根据 cGVHD 的发生部位或主要临床表现，辨证有所侧重。以皮肤 / 黏膜扁平苔藓样变为表现的皮肤型 cGVHD，给予升麻、葛根、柴胡、黄芩、金银花等药；以眼干或沙砾疼痛感为表现的 cGVHD，治宜清热明目、养阴柔肝为主，给予野菊花、生地黄、川楝子、当归、麦冬、沙参、枸杞子等；以口腔干燥 / 溃疡为表现的 cGVHD，治宜滋阴降火、清热坚阴为主，给予知母、黄柏、菊花、麦冬、生地黄、熟地黄、茯苓、白芍等；以指甲萎缩 / 甲床分离 / 对称性脱落为表现的 cGVHD，治宜滋养筋脉、活血通络为主，给予桂枝、当归、党参、细辛、通草、水蛭、地龙等；以斑秃 / 脱发为表现的 cGVHD，治宜滋补肝肾、活血通络为主，给予肉桂、枸杞子、何首乌、覆盆子、黄连、当归、狗脊等；以肌肉疼痛为表现的 cGVHD，治宜健脾化湿、养阴通络为主，给予桂枝、党参、茯苓、陈皮、半夏、胆南星、川木瓜等；以食管瘢痕、溃疡为表现的 cGVHD，治宜活血通络、滋阴降火为主，给予木瓜、苍术、陈皮、厚朴、甘草、制大黄、车前草、竹叶等；以生殖器的瘢痕、溃疡为表现的 cGVHD，治宜清热利湿、活血通络，方用下瘀血汤加减，如桃仁、红花、莪术、黄柏、川牛膝等。

（2）中高危 cGVHD 的诊治经验

对于中高危 cGVHD 患者，采用中西医结合治疗。西医的一线治疗前已介绍，这里不再赘述。中高危 cGVHD 患者病情重，变化快，符合中医的"风邪"致病特点。此类患者脏腑功能虚弱，精血不足，五体、五窍功能低下，肝风内动，以肾虚血瘀为主，或兼有脾虚，或肝弱，总属虚中夹实之证。临证方面，患者或有脾肾气虚的腰膝冷痛、形寒肢冷、倦怠乏力、腹胀纳呆、大便溏薄、小便频多、舌淡苔白、脉沉弱之证；或伴有肝肾亏虚的头晕目眩、腰膝酸软、形体消瘦、肢体麻木、五心烦热、潮热盗汗、皮肤干枯、舌红少苔、甚者光红无苔、脉弦涩或细数等。因此，治疗宜攻补兼施，标本兼顾，多采用滋补肝肾、滋阴潜阳为主，兼以平肝息风、疏解风毒、活血化瘀、化痰除湿。可选肾气丸或右归丸合补阳还五汤，左归丸或知柏地黄汤合桃红四物汤。水湿痰浊内阻者，以温阳利水、祛湿化痰为主，如真武汤、二陈汤等。久病多瘀，治疗过程中应结合患者年龄、体质、具体脉证灵活使用活血化瘀药物，灵活配伍，方能切中病情。

此外，应根据 cGVHD 的发生部位或主要临床表现，辨证有所侧重。以皮肤硬化为表现的皮肤型 cGVHD，给予解表祛湿、活血化瘀中药，如香薷、藿香、苍术、白术、连翘、赤芍、白芍等；以关节僵硬 / 挛缩为表现的关节型 cGVHD，给予舒筋活络、活血通络之品，如赤芍、莪术、徐长卿、蜈蚣、穿山甲、雷风藤、青风藤、木瓜、蚤休、玄参、羌活、独活等；以呼吸困难、气促等闭塞性支气管炎为表现的肺脏 cGVHD，治宜化痰通络、活血破瘀、养阴润肺、止咳平喘，如麻黄、桂枝、半夏、天南星、猫爪草、贝母、防风、荆芥、草果、紫苏子、杏仁、青蒿、地骨皮等；以生殖器狭窄为表现的 cGVHD，治宜燥湿解毒、活血破瘀，如制大黄、车前子、绵茵陈、礞石、代赭石、蛇床子、蜈蚣、穿山甲等；以肌炎 /

多发性肌炎为表现的cGVHD，治宜鹿角胶、巴戟天、附子、肉桂等温阳祛寒之类，配伍温阳化瘀之品如五灵脂、骨碎补等；以食管狭窄为表现的cGVHD，治宜沙参、太子参、麦冬、石斛、竹叶、黄柏、玄参、知母。久病必活血，若患者体质强盛，虚象不显，可用三棱、莪术、穿山甲等破血逐瘀之品，或地鳖虫、水蛭、虻虫、全蝎、地龙等虫类药物以增强疗效。若体质偏虚，可配伍党参、茯苓、白术、山药、旱莲草、鳖甲等养阴扶正之品，或选用当归、川芎、丹参、鸡血藤、三七等活血养血药以防散血耗血。

总之，GVHD是移植后造血干细胞移植到患者体内重建的供者来源的免疫细胞攻击受者脏器造成的损伤，是异基因造血干细胞移植后特有的并发症，中医称之为"推陈植新"或"吐故纳新"。而cGVHD的治疗是一个长期过程，应给予充分时间判断药物的疗效，避免频繁更换药物；同时，可作为慢病进行管理，定期进行cGVHD器官动态评分，判断治疗效果，配合cGVHD的综合治疗（如感染预防、营养支持、功能锻炼、心理干预、中医药等），逐步提高患者生活质量以达到治愈目的。

（六）吴建伟教授：传承"衷中参西"，发扬"病证辨治"

简介： 吴建伟，男，1983年11月生，广东省英德人。医学硕士，副主任中医师，广东省首批名中医师承项目继承人，江门市五邑中医院血液病科科主任。中华中医药学会血液病分会委员、中国民族医药学会血液病分会常务理事、中国中西医结合学会第八届血液学专业委员会青年委员、江门市中医药学会血液病专业委员会主任委员、广东省中医药学会血液病专业委员会常务委员等。师从广东省中医院李达教授及江门市五邑中医院刘得华教授，擅长血液系统疾病中西医综合诊治，中医药介入化疗、造血干细胞移植诊治血液肿瘤性疾病以及中医药综合方案诊治贫血、血小板减少症、紫癜等疾病，擅长中医药调治内科杂病。主持参与厅局级课题十余项，获得江门市科学技术奖3项。

本人有幸在硕士研究生阶段师从梁冰教授学术传承人李达教授，在3年学生生涯中跟随梁冰教授查房、门诊抄方，工作后与梁老保持联系，时常请教。十几年来深感梁老治学之严谨、学问之渊博，后辈当需加倍努力，传承经典，勇于创新。下面仅对梁老以"衷中参西"观点，临床诊治难治性贫血性疾病作一简介，以飨同道。

在中国，无论民间或学堂，理论或临床实际，中医与西医之争实际从未停止。梁冰教授强调中西医结合甚或中西医融合，主张搁置中西医"科学"之争，提出医学的不完美性。强调中西医结合临床的理论观点——古为今用，西为中用，衷中参西，中西互融。

1. 中医学与西医学是建立在不同理论基础上，对人体生理、病理、疾病及防治进行阐述的医学体系，二者之间有共同的研究对象——人类、健康、疾病，但亦有完全不一样的理论、实践方法。自清末民初至今的一百余年时间，中西医之间的"科学与伪科学"争论未曾间断，近年来有愈演愈烈的趋势。梁教授认为中医学是在古代哲学思想指导下经过几千年实践形成的医学体系，是有完整的理论、具体的方药及丰富的治疗手段，并且经过临床反复验证确有疗效的医学，但亦有受制于当时科技水平低下、生产力不发达的痕迹，我们应在继承的基础上不断发展、创新。西医学在一百多年里利用现代科技进展获得了高速发展，取得了举世瞩目的成就，但亦有其明显的不足与缺点，我们亦需在学习、实践中修正，不断进步。医学是一门实践科学，是不断进步及发展的，因此我们无须纠结于中西医"科学"之争，而应该取长补短、相互借鉴，以取得更好的临床疗效。清末民初著名医家张锡纯等已率先踏出中西医结合之路，如"石膏阿司匹林汤"等。经过近百年的发展，中西医结合之路该走向何方？特别是近几十年，中西医结合似乎变得不中不西、似中似西了。

梁老经过不断的理论思考及临床实践，提出中医药理论指导下的"古为今用，西为中用，衷中参西，中西互融"的中西医结合新观点，具体概述如下。

（1）疾病诊断方面，承认西医的诊断。中医病名方面，在传统病名基础上寻求中西医皆能接受的病名，作为中医诊断的病名，并使之标准化，以作沟通、交流之用。

（2）疾病预防、养生方面，强调中医养生理论，利用现代科技研究、推广中医养生理念，并使其标准化、个体化，配合疫苗应用。

（3）延伸"中医四诊"内容。把现代检验、病理、影像学等纳入中医"望诊"，把现代体格检查纳入中医"闻诊""问诊""切诊"中，进一步归纳总结，使其成为"四诊"辨证的依据。

（4）应用"四气五味""归经"等中医药理论，评估及总结出常用西药的"中药药性"，以备进一步研究、交流。

（5）按现代药理研究体系，进一步开展中药有效成分与中药单体的临床应用研究。

（6）研究与改进疾病的中西医治疗方案，按国家新药临床试验方案等规定严格进行研究及总结，最终应以"临床实际疗效"为评价指标。

（7）在此基础上进一步研究中医汤方的作用机制，进一步优化中药汤剂制作工艺，提高临床疗效。

（8）中医教育应多元化，应以中医经典为基础，以中医临床思维为重点，以临床疗效为标准，不妄自菲薄，亦不故步自封、夜郎自大。西医教育在中医学基础上，加入中医诊疗学方面的内容。

综上，梁老认为中医学与西医学各有所长，亦各有所短，临床疾病变化多端，目前尚无最佳防治方案。中西医应抛开门户之见及所谓"中医存废"等争议，从预防、养生、诊断、治疗等各方面发挥各自长处，扬长避短，如此方能做到衷中参西、中西融合，构建完美医学。

2. 在血液病诊治中，梁老践行"衷中参西"，病证结合。梁老辨治血液病经验已多有论述，此处略去，但举一例。再生障碍性贫血诊治，梁老依据病程的初、前、后、末四个不同阶段，总结出凉、平、温、热的用药规律。但何时用"凉"？何时用"热"？依据因地制宜理论，梁老提出北方重补肾、南方重健脾。脾肾为先后天之本，先后天互相补充，如何侧重先后天？药物分量还是药物品种？在实际临床工作中，梁老辨治疑难再生障碍性贫血类骨髓源性疾病，患者往往有面色无华、头晕、疲倦乏力等一派虚损劳伤表现，又兼夹发热、出血甚或骨痛等热毒炽盛表现，临床变化多端，因此梁老往往凉热并用或凉热交替使用，提出重要的"先稳症，后生血"观点，值得我们深入思考。

本人秉承梁老治学思想，在实际诊治血液系统疾病中，中西互补，病证结合，随症而治。如诊治出血类疾病以"和法"调治——调肝扶脾、平调寒热；诊治血液肿瘤类疾病以"祛邪以扶正"调治——大毒治病，十去其六（联合化疗/造血干细胞移植以治病，中医药扶正固本以护命，分阶段论治）；诊治营养性贫血以"补法"调治——顾护脾胃，辨因（病因）论治；诊治骨髓源性贫血以"和、补、消、清"调治——调补脾肾、凉血解毒、清热祛湿、活血止血等。在中医临床应用方面，在辨病基础上，"观其脉证，随证治之"，经方、时方兼行，针灸、药物并用，以期达到最佳临床疗效。

二、弟子传承

（一）周红教授：跟师结业报告

简介：周红，女，60岁，主任中医师，广州中医药大学教授、硕士生导师，优秀教师、师德标兵，广东省中医院名中医，广东省优秀中医临床人才，中医药防治传染病临床人才，国家中医药管理局中医优势病种协作组组长。全国第三批名老中医学术继承人，师承国家级名中医梁冰、腹针创始人薄智云、象脉学创始人许跃远、颊针疗法创始人王永洲。现为广东省中医院退休返聘专家，兼任广东省中医院王永洲学术经验传承工作室主任、法国巴黎颊针国际学院助教。先后在江西省中医院肿瘤内科、南京空军医院血液肿瘤科、广东省中医院肿瘤科及急诊科从事临床、教学和科研工作。现任中华中医药学会中西医结合专业委员会委员、中国针灸学会腹针专业委员会委员、广东省中医药学会热病专业委员会副主任委员等。主持省部级及厅局级课题8项，参与国家及省部级课题8项，以第一作者公开发表学术论文 80 多篇，获得广州中医药大学科技成果一等奖 3 项。主编《中西医结合急救技能实训教程》，副主编《中西医结合急诊内科学》《中西医临床医学 PBL 教材（教师版）》《中西医临床医学 PBL 教材（学生版）》《中医急重症学》，参编 10 本教材及专著。

本人于 2002 年有幸成为全国第三批老中医药专家学术经验工作继承人，师从全国名中医、我院血液科主任导师梁冰教授。梁冰教授是我国著名的中医血液病专家，全国第二、三批老中医药专家学术经验继承工作指导老师，对血液病的中医诊治有着深厚造诣，以疗效显著闻名于杏林。梁冰教授对中医血液病的诊治有着 50 余年的临床经验，经治各种血液病的患者数十万人次。笔者有幸随诊梁冰教授二载，其间撰写了跟师医案 90 个、跟师心得 12 篇，公开发表跟师论文 5 篇，进行了"梁氏凉血解毒汤治疗重型再生障碍性贫血作用机制的临床研究"，探讨了梁冰教授之经验方凉血解毒汤治疗重型再生障碍性贫血的临床疗效及作用机制。公开发表的论文有"梁冰治疗血液病经验""梁冰治疗白细胞减少症的经验""凉血解毒汤合达那唑对热毒型再障骨髓 $CD34^+$ 细胞增殖的影响""梁冰治疗上胃肠道疾病的经验""梁冰老师从调补消三法论治多发性骨髓瘤"。

虽然跟师结业后的近 20 年里，由于工作机缘关系，疏于跟随梁老继续学习血液病的中医治疗，但梁老的"整体观念个体化"的治病法则一直影响着我。

1. 因人施治，治病更治本

中医治病看到的不仅是生病的人，还应看到患者所处的环境等，看到的不仅是某个部位，还要看到整体。

联想起 2020 年年初，在新冠肺炎流行之始，民间有抢购白醋和板蓝根冲剂的乱象，有人说："这是你们中医说的！"我回答他："至少我们这些中医不会这样说。因为中医从来不认为，外邪侵犯人体应该统一用喝醋或喝清热解毒药来'预防'疾病的。"

我们治病看到的不仅是生病的人，还应看到患者所处的环境等，看到的不仅是某个部位，还要看到整体，如四时气候变化对人体产生的影响。因此，人要积极地适应自然变化，与自然保持和谐统一，维持人体自身协调平衡。现在很多人过度依赖药物，甚至把药物当作"护身符"，其实在与疾病的抗争中，药物的作用是有限的，人体自身的抗病能力即正气非常重要。即便是用药，其出发点也在于调动人体正气以抵御病邪。所以，我们医生要根据患者体质特点、所处地域条件等选择相应药物，目的就是为了增强患者的自身抗病能力，与外部环境的变化相对平衡协调，这就是中医巧妙之处。如果仅仅立足于从患者的理化检查上寻找诊断的证据，再根据病变的部位进行治疗是不够的。

2. 整体观念与颊针的全息理论

从 2017 年以来，机缘巧合，我有幸学习了颊针疗法，并治疗各科的患者，收到了很好的疗效，收获了很多成绩。颊针疗法的核心理论已不再是经络理论，而是从整体观念中派生而又有所发展的全息理论。全息理论给诸多微针系统更加合理的解释和指导，并使得分散无序的微针疗法有了理论依据和相互的内在联系。临床上使用的某些经穴、奇穴、经验穴，往往是某个已知或未知微针系统的全息穴位。大多数微针系统都是自觉或不自觉地运用了生物全息原理，极大丰富了针灸临床的治疗手段，也充分拓展了经络穴位研究及临床运用的思路，展示了全息是一种生命中普遍存在的新结构和新秩序，是对建立在经典解剖生理学的医学乃至生物学的巨大突破和超越。

（二）胡永珍教授：跟师结业报告

简介：胡永珍，女，1974年6月生，博士。中国中西医结合学会血液病专业委员会委员、中华中医药学会血液病分会委员、中国民族医药学会血液病分会委员、广东省中医药学会血液病专业委员会委员、广东省医师协会血液科医师分会委员等。师承全国名老中医梁冰教授，为广东省首批名中医师承项目继承人。临床上擅长应用《伤寒论》《金匮要略》等经方治疗各类血液系统疾病。

1. 研究目的

总结梁冰名老中医治疗血液病的经验，提升自己对血液病的治疗水平。

2. 研究方法与内容

通过门诊及病房跟师学习、理论学习、独立临床等方法，学习总结并应用老师的经验。

3. 研究结果

（1）再生障碍性贫血方面

梁老对急性再障以清热凉血解毒为主，而慢性再障侧重益髓生血解毒，治疗中注意透邪出髓。梁老早年提出再障按"凉、平、温、热"序贯治疗，当前免疫抑制剂广泛应用，配合强大的支持治疗，梁老改进中医治疗为交替用药法。对于慢性再障，先生将中期滋阴济阳与后期温阳益髓合为一方（参芪益髓汤）；也可以参芪益髓汤为基础，单日侧重养阴，双日酌加温阳，提前介入温补肾阳，以促早日升血。对于急性再障，梁老予清补交替法，单日予梁氏凉血解毒汤，双日予参芪益髓汤；对于使用抗胸腺球蛋白（ATG）后无效的患者，中药的治疗重心偏于扶正，按"凉、平、温、热"的"平"及其以后的治法进行。

（2）免疫性血小板减少症方面

梁老提出从肝论治的方法，分为肝郁化火及阴虚火旺两类。肝郁化火者，治以疏肝清热，以柴胡木贼汤加减；阴虚火旺者，治以滋水涵木，以二至丸合犀角地黄汤加减。梁老还喜用锁阳、制附子等助阳益髓之品以促进骨髓中巨核细胞分化成熟，配合大队凉血止血之品，实得《黄帝内经》"阳化气，阴成形"，阴阳互根之妙。

（3）溶血性贫血

溶血性贫血的病机为脾虚、湿热瘀结。溶血发作期属湿热瘀阻，梁老予茵陈蒿汤加西黄散加减；溶血稳定期属气血亏虚兼夹湿瘀，梁老予人参养荣汤加清热利湿活血之品，切勿将贫血表现当作纯虚证对待。

（4）急性白血病

对于早幼粒细胞白血病，梁老主张用含砷中成药辨病治疗。其他类型，梁老主张扶正祛邪的辨证治疗。扶正药约占全方的三分之一，主要选用益气养阴之品，以参、芪、三七等为主，梁老经验方如参芪白血饮；解毒药约占全方的三分之二，分为清热解毒（黄芩、板蓝根、夏枯草、白花蛇舌草、羚羊角粉、连翘等）、攻坚散结（山慈菇、石见穿、猫爪草、红豆杉等）、活血祛瘀（姜黄、莪术等）、养阴解毒（灵芝、玄参、知母等）、凉血解毒（水牛角、生地黄等）及其他（全蝎、天麻等）等。梁老针对患者不同年龄阶段进行分层治疗：成年人以标准化疗为主，中药主要起减轻化疗副作用、控制疾病复发的作用，化疗期间注重健脾化湿，所有疗程结束后继以益气养阴，清解余毒；儿童以益气养阴防止复发为主；老年人一般不主张联合化疗，按体质、邪气分四种情况，分别予清热解毒（犀角地黄汤）、养阴清热（三才封髓丹）、益气养阴（参芪白血饮）及攻补兼施等治疗。

（5）慢性骨髓增殖性肿瘤

属于血积，总属正虚邪实。真性红细胞增多症（PV）主要病机为热毒，第二位病机为瘀，第三位病机为虚。PV尤应重视清热活血祛瘀。梁老治疗PV的基本方为：黄芪、水蛭、桃仁、莪术、白花蛇舌草、半枝莲、首乌、生地黄、鸡血藤。原发性血小板增多症（ET）以瘀为主，以热毒为次，较少虚证；ET治以通阳活血（当归、桂枝、苏木等）、行气活血（血府逐瘀汤）、养阴活血（生地黄、玄参）等。骨髓纤维化（MF）以瘀、虚为主。以虚为主者，治以健脾益肾活血（黄芪、竹节参、三七片、黄精、鹿角粉等）；以实为主者，治以清热解毒（夏枯草、莪术、黄芩、板蓝根等）。梁老对于真性红细胞增多症及血小板增多症均喜用水蛭。骨髓纤维化治以益气生血，基本方为八珍汤，阳虚者合用真武汤加减，阴虚者合用鳖甲煎丸加减。

（6）恶性淋巴瘤

梁老对惰性淋巴瘤以益气养血为主，侵袭性淋巴瘤也可通过中医治疗缓解病情，以化痰散结、解毒抗癌、健脾疏肝为主治疗。梁老治痰常用丹栀逍遥散、清气化痰丸，夹瘀者予血府逐瘀汤，寒凝者予阳和汤。解毒方面，清热解毒用黄芩、莪术、半枝莲、夏枯草、猫爪草、蛇莓、胆南星、山慈菇、灵芝、红豆杉等，攻坚散结常用三棱、莪术、僵蚕、全蝎、蜈蚣、木鳖子、水蛭、露蜂房、穿山甲等。肝肾阴亏者，梁老予三才封髓丹、杞菊地黄丸。气血亏虚者，梁老予人参养荣汤。脾胃虚弱者，梁老加香砂六君丸。以套细胞淋巴瘤为例，梁老主张补气养血以固本，祛痰解毒以治其标。而合并噬血细胞综合征者，属于伏气温病范畴，梁老治以补气清热、活血化瘀，兼透伏邪。

（7）多发性骨髓瘤

梁老对惰性、虚弱、老年患者，主张温和治疗，并总结出一套行之有效的方案：以中药为主，联合小剂量激素（每天两粒）、安脑丸（含砷制剂）、反应停，长期使用。勿过于看重血、尿、骨髓等客观指标，切勿过度治疗。中医方面，骨髓瘤病机主要是肾虚毒蕴血瘀。病情稳定者，梁老主张以扶正为主，基本方为参芪益肾饮，配合解毒之品如夏枯草、黄芩、猫爪草、莪术等；病情进展者，梁老主张以清热解毒为主，可予黄连解毒汤、犀角地黄汤等。

（8）并发症的防治

再障、ITP、溶血性贫血等均易发生感染而导致病情恶化，一旦外感，需立即联合辛凉解表，甚则清热解毒凉血。而对于白血病、淋巴瘤、骨髓瘤或骨髓增殖性疾病，常合并淋巴结、肝、脾肿大等，梁老常以莪术、黄芩、猫爪草、夏枯草抗肿瘤细胞，炮山甲、醋鳖甲消肝脾肿大。

4. 结论

梁老治疗良性血液病如再障、溶血性贫血、ITP 等重视清热解毒（均有自身免疫紊乱因素作用），而治疗恶性血液病如白血病、淋巴瘤、骨髓瘤、骨髓增殖性疾病等，强调固本清源（重用黄芪、党参、三七）。本人学习梁老治疗慢性再障的思路，以参芪益髓汤治疗骨髓瘤自体移植后造血重建不良获得成功，是在继承基础上的创新，有一定的临床意义。

（三）李琤主治医师：跟师结业报告

简介： 李琤，女，1982 年 3 月生，主治医师，医学硕士。中华中医药学会血液病分会委员，中国民族医药学会血液病分会委员，广东省中医药学会血液病专业委员会委员等。师承梁冰教授、李达主任，擅长中西医结合治疗血液系统疾病，如再生障碍性贫血、免疫性血小板减少症、溶血性贫血、骨髓增生异常综合征、白血病、淋巴瘤、骨髓瘤等。承担国家重点研究计划子课题再生障碍性贫血研究，参与国家级课题 2 项、厅局级课题 2 项、院级课题 1 项、吴阶平医学基金会课题 1 项。主编专著 1 部，2019 年 1 月出版，在核心期刊发表论文 5 篇。

1. 研究目的

总结全国名老中医梁冰教授的学术思想和临床经验，以指导中医临证。

2. 研究方法

经过 3 年时间的跟师学习，通过跟师抄方、言传身教、提问答疑、经典学习、查阅文献，对老师思维方式、学术思想、临床经验及用药特点等进行总结。

3. 结论

（1）梁冰教授一生不畏艰险、攻坚克难，在中医诊治血液病领域进行了积极探索，其学术思想可谓博大精深。整体观念个体化、偶然发现到"必然王国"是梁冰教授诊治血液病的两大重要学术思想，高度概括了梁冰教授临证时的哲学思想和方法论。事物有共性，也有个性，所以要"整体观念个体化"治疗，属于演绎思维方法；而个别现象中蕴藏着共性规律，属于归纳思维方法。两种思维方法相辅相成，相互渗透。整体观念个体化是血液病治疗的重要法则。任何疾病的发生都会产生相应的症状、体征及反映疾病本质的检测指标的异常变化。中医的证恰是疾病不同时期、不同阶段产生的症状、体征的概括，还有年龄大小、体质强弱、有无兼症等差异。因此在疾病治疗过程中，辨证分型不是一成不变的，也不能一方到底。梁冰教授主张整体观念个体化，把总体的治疗规划和个性化治疗结合起来，才能收到标本兼治的良好效果。中医对疾病的辨证分型，实际上是对疾病不同阶段、不同时期的症状、体征等采用不同辨证方法加以分析，在八纲辨证基础上，外感热病多用六经辨证与卫气营血辨证方法，五脏六腑疾病多用脏腑辨证，四肢关节疾病多用病因辨证，血液病多用气血辨证与脏腑辨证相结合。另外，从宏观的临床实践进入微观的实验研究是中医发展的重要途径。中医在注重临床实践的同时，也必须同实验研究密切结合。实验研究包括实验室常规检测、基础实验研究、药理研究、B 超、CT 等能够反映疾病本质的相关内容，这些都应该拿来作为疾病诊断的标准、用药的依据、疗效考核的指标，对中医的辨证分型施治有重要参考价值。梁冰教授一生遇疑难杂症无数，临证采用常法治疗效果不佳时，勇于打破常规、另辟蹊径，采取变法治疗，收到奇效。变法的运用，绝非来自脱离实际的苦思冥想，往往是从个案的治疗经验中总结出来，或是从偶然发现中得到启示。梁冰教授仁心仁术，谦逊好学，不仅饱读中医经典，更紧跟时代步伐，时时了解国内外相关动态，主张衷中参西、与时俱进，总结出一套以患者个体为中心的中西医结合治疗血液病的理论与方法。他主张既要全面了解反映疾病本质的现代医学指标，又要从宏观辨证分析患者的证和症，"病证结合、衷中参西"，一定要从此寻找中医突破点，发挥中医特色，走出自己的路。

（2）梁冰教授在诊治血液病的过程中不断闪现灵感，不断创新发现，提出许多新的学术观点和治疗方法，取得了累累硕果。梁冰教授诊治常见多发血液病的经验如下：急性再生障碍性贫血以"急劳髓枯温热"概括，创凉血解毒汤。慢性再生障碍性贫血依据病程的初、前、后、末四个不同阶段，总结出凉、平、温、热的用药规律，并且依据因地制宜理论提出北方重补肾活血、南方重健脾祛湿的治疗思路，创参芪仙补汤、参芪四物汤。免疫性血小板减少症从少阳辨治，清泻肝胆郁火，创怡癜饮。血液系统肿瘤从毒论治：急性白血病属血癌，乃温毒致病、气阴两虚，创参芪白血饮；淋巴瘤和慢性淋巴增殖性疾病属恶核，乃痰毒致病、脾虚失运，创健脾涤痰汤；多发性骨髓瘤属骨髓瘤，乃瘀毒致病、肾虚血瘀，创参芪益肾饮；骨髓增生异常综合征属髓劳，乃正虚邪实，主张分期论治；慢性骨髓增殖性肿瘤属瘀毒，借用"凉开"安脑片清热活血解毒。溶血性疾病属虚劳黄疸，乃湿毒致病、气血两虚，创车黄茵陈汤。骨髓造血干细胞移植后GVHD属推陈植新，以参芪四物汤、凉血解毒汤联合使用，意在寒热并用、凉温并施，达到扶正祛邪、固本清源的目的。

第七章 基于数据挖掘，总结岭南经验

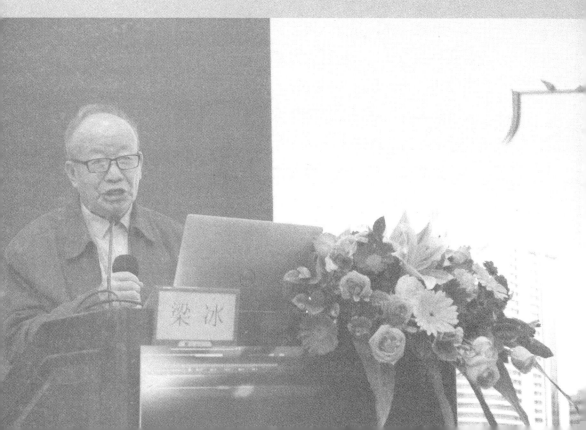

一、基于数据挖掘分析梁冰岭南辨治慢性再生障碍性贫血用药规律

目的： 通过收集先生门诊的慢性再生障碍性贫血患者的病历资料、处方，并进行分析、总结、归纳，探讨先生治疗慢性再障的用药特点及组方规律，进而总结出用药经验，以更好地继承并发扬先生治疗慢性再障的经验。

方法： 本研究在梁冰名老中医工作室的帮助下，收集了先生在广东省中医院的大德路总院、芳村分院、二沙岛分院门诊就诊的 14～90 岁的 31 例慢性再障患者的病历资料，以及有效处方 433 首，通过两人核对录入到 Excel2010 建立数据库后，使用 SPSS Statistics17.0、SPSS modeler20.0 软件对数据进行频数统计、关联分析等数据挖掘处理，以挖掘出先生治疗慢性再障的用药规律。

结果： 统计分析结果表明，所有处方涉及药物共 180 味。对药物的四气进行统计，发现温热药物中，温药多，热药少；寒凉药物中，寒药多，凉药少。对药物的五味进行统计，发现甘味药所占比重最大，其次是苦味药、辛味药、酸味药、咸味药、涩味药及淡味药。对药物的归经进行统计，发现归肝经最多，归脾经、肾经及肺经次之。使用频率最高的药物为黄芪、生地黄、当归、白芍、三七、党参、黄精、鸡血藤、甘草、川芎、紫河车、白术、红景天、鹿角粉，使用频率均大于 30%。对药物的分类进行分析，结果表明补虚药占比最高，清热药、活血化瘀药、解表药及化痰止咳平喘药次之。经过关联分析，提示先生治疗再障的基础方由黄芪、生地黄、白芍、党参、黄精、川芎、当归这 7 味药组成，其中又以黄芪、生地黄、白芍、当归为核心，即黄芪四物汤。

结论：通过分析先生治疗慢性再障的用药特点，得出先生岭南治疗慢性再障以健脾益气生血、补肾调肝为主要治法，与冀北辨治有所区别，寒温并用，邪正兼顾。

讨论：从药物使用来看，治疗（脾）肾阳虚证和肾阴阳两虚证的高频药物大体上相似，均包含黄芪四物汤的药物，以补气生血为主。两者区别在于，（脾）肾阳虚证中熟附子、锁阳、鹿角粉、紫河车、淫羊藿等药物使用频率更高，提示方药偏于温阳；（肝）肾阴虚证的高频药物主要由凉血解毒汤中的药物（水牛角、赤芍、生地黄、贯众、三七等）和滋阴药物（天冬、西洋参、知母等）组成，提示（肝）肾阴虚证以凉血解毒、滋阴清热为主要治法。

从药物的四气方面来看，先生治疗慢性再障时，温热药中以温药为主，热药少用，寒凉药中寒药多用，凉药少用。具体分析，用药频次较高的黄芪、当归等补虚药均为温性药物，故温性药物最多。而寒性药物主要由两方面构成，一方面是滋阴补血药物，如生地黄、白芍、北沙参等，另一方面是清热药物，如赤芍、知母等。而党参、黄精、甘草均为平性，故平性药物较多。从四气的结果分析，提示先生治疗时寒温并用，总体药性较为平和。

从五味统计结果来看，以甘味药独重，苦味药及辛味药次之。《灵枢·终始》指出："阴阳俱不足……可将以甘药。"故虚损病证可用甘味药治疗。甘味药含有糖类、脂肪、皂苷、维生素、蛋白质与氨基酸等成分，为人体生命活动所需的物质，有助于人体自身的修复。此外，甘味药还能起到缓和药性、调和诸药的作用，有助于功效、性味归经各异的药物相互协调，发挥药效。苦味药能泄、能燥、能坚，通常认为能起到通泄、疏泄、泄热、燥湿、坚阴的作用。苦味药较多，提示先生治疗慢性再障在补益的同时不忘祛邪，重视外感、痰瘀等标证的治疗。辛味药能行、能润，具体分析主要由两类药物组成，一类是当归、川芎等具有活血功效的药物，因慢性再障病程长，"久病必瘀"且"瘀血不去，新血不生"，故先生无论在岭南还是冀北，补血的同时注重活血；另一类是巴戟天、淫羊藿、熟附子、菟丝子等补肾的药物，《素问·脏气法时论》云："肾苦燥，急食辛以润之。"辛属金，金能生水，补肾药物味多辛，故有辛润补肾之功效。

从归经方面分析，发现先生以归肝经的药物使用频率为最高，次之为归脾经、肾经及肺经的药物，提示先生岭南治疗慢性再障，在健脾补肾之外还注重调肝。肝肾同源，肝主藏血，肾主藏精，精能生血，血能化精，精血相互滋养。肝属木，肾属水，肾阴亏虚日久，肝阴血必定不足，即母病及子；肝阴不足或肝阳亢盛日久，亦可致肾阴亏虚，即子病及母。所以肝肾同调有助于补益精血。

从上述统计结果来看，先生岭南治疗慢性再障以健脾益气生血、补肾调肝为主要治法，以黄芪四物汤为底方，视肾之阴阳的偏颇而加减温肾阳、滋肾阴之药物。这些药物以甘温药为主，入肝、脾、肾经，多有补益功效。先生认为，慢性再障的病机关键在于肾精耗竭，骨髓不充，血不化生。肾为先天之本，藏先天之精，主骨，生髓，化血。肾中精气充盛，骨壮髓满，方能源源不断化生血液。《灵枢·决气》曰："中焦受气取汁，变化而赤，是谓血。"脾为后天之本，气血生化之源，主运化。脾健则运化功能健旺，运化水谷精微，化生气血，滋养脏腑经络及四肢百骸。先后天之本互助互用，二脏生理上联系密切，故在病理上相互影响。先生指出再障虽以肾虚髓劳为根本，但在岭南湿地，应当因地制宜，以益气健脾为主，兼顾补肾，而不能单独补肾。此外，本次研究发现先生使用药物归肝经最多，说明在治疗时亦注意调理肝脏。肝藏血，主疏泄，如肝脏疏泄失常则脾运化失职，肝不藏血则出血，影响血液的代谢，且肝肾同源，肝所藏之血与肾所藏之精相互滋养化生，肝肾同调有助于恢复精血的充足。

二、基于数据挖掘分析梁冰治疗急性白血病化疗后用药规律

目的： 通过对先生门诊治疗的急性白血病化疗后患者的病历资料及处方进行收集、整理及回顾分析，归纳、挖掘其中的用药特点及组方规律，从而进一步总结先生治疗急性白血病化疗后的用药经验，为临床治疗提供新的参考，更好地继承和发扬名老中医治疗急性白血病化疗后的临证经验。

方法： 本研究收集了2016年1月至2018年12月在广东省中医院就诊的急性白血病化疗后患者的门诊病历资料，按照纳入及排除标准筛选整理，收集了3～77岁的75例患者的有效处方567首，将药名规范化后，采用中医传承辅助系统平台（V2.5）进行频数统计、关联规则、聚类分析等数据挖掘方式处理，总结出先生治疗急性白血病化疗后的用药规律。

结果： 对567首处方进行统计和分析，结果提示先生所使用的药物共有194味。按照药物的四气统计，发现其中温性药最多（42.56%），次之为寒性药（33.96%）、平性药（17.79%）。按照药物的五味统计，主要以甘味药为主

（40.83%），次之为苦味药（34.94%）、辛味药（17.12%）。按照归经统计，从高到低主要为脾经（20.35%）、肺经（19.91%）及肝经（18.04%）。急性髓细胞白血病（AML）与急性淋巴细胞白血病（ALL）两病种之间使用的药物基本一致。使用频率最高的药物从高到低为：黄芪、红景天、三七、竹节参、黄芩、莪术、灵芝、甘草、白术、夏枯草、蛇莓、天冬、茯苓、枳壳、鹿角粉、连翘，使用频率均大于等于20%；其中黄芪、红景天、三七、竹节参、黄芩、莪术、灵芝、甘草这8味药使用频率均大于50%。通过关联规则分析及用量统计，可得到先生治疗急性白血病化疗后使用的核心组方及用量为：黄芪20～40g、红景天12g、三七5～10g、竹节参10g、黄芩5～10g、莪术10～20g、灵芝10～15g。通过聚类分析得到新方共5个：①续断、补骨脂、红花、肉桂、肉豆蔻。②麦冬、五味子、黄精、牡蛎、浮小麦。③杏仁、龙脷叶、款冬花、北沙参。④桃仁、火麻仁、瓜蒌子、大黄。⑤牡丹皮、紫珠草、生地黄、红景天、黄芪、羚羊角、三七。

结论： 通过对先生治疗急性白血病化疗后的临床用药分析，患者均系虚实夹杂病证，扶正祛邪、固本澄源为基本治则，扶正固本以补气健脾为主，常用黄芪、红景天、竹节参、灵芝之类；祛邪澄源以活血解毒为主，常用三七、黄芩、莪术、夏枯草之类。用药寒温并用，攻补兼施，扶正祛邪，邪正兼顾。

讨论： 从各个证型的高频药物来看，气阴两虚证和痰瘀互结证的相似度较高，均包含黄芪、红景天、三七、竹节参、黄芩、莪术、灵芝、甘草这8味药，以益气健脾、活血解毒为主。两者区别在于气阴两虚证中白术、茯苓、天冬、枳壳、砂仁、陈皮等药物使用频率更高。通过复习病例发现，气阴两虚证者，化疗结束后多处于正气未复、余毒未清的状态，是由于"化疗药毒"伤及气阴，胃阴脾气受损，升降失和，胃气上逆所致，故多采用健脾和胃、益气养阴、降逆止呕三法，以顾护正气，恢复脾升清、胃受纳的功能。而痰瘀互结证多见于疾病未缓解状态，或伴有肺部感染病史等并发症，其邪毒更甚，多用全蝎、山慈菇、猫爪草、瓜蒌皮、天麻、胆南星等祛湿化痰、活血化瘀药物。而热毒炽盛证的高频药物主要由凉血解毒汤（羚羊角、生地黄、牡丹皮、黄芩、连翘、贯众、辛夷、三七、天冬等）的药物和竹节参、灵芝、红景天、黄芪等补气药物组成。先生指出，此类患者化疗后常常因出现明显骨髓抑制，或血常规恢复不佳，最终导致感染与出血等并发症，乃正气亏虚，热毒之邪、药食之毒乘虚入侵，伤及血脉，深伏骨髓而致。既往研究证实凉血解毒法具有良好的调节免疫效应和刺激造血作用，故先生施以凉血解毒之祛邪法以获"补虚生血"之效。

从病种的高频药物来看，AML 与 ALL 的用药、频次大体上相似，相同的高频药物达到 13 味，说明先生在治疗不同类型的急性白血病时，均是从中医学血癌角度出发，病证结合进行辨治。

从药物的四气方面来看，先生治疗急性白血病化疗后，主要以温、寒、平性药味为主。具体分析来看，高频药物之黄芪、红景天、三七、竹节参、灵芝、白术，健脾理气的陈皮、砂仁、佛手、党参，温补肾阳的鹿角粉、五味子、附子、锁阳等均为温性药物，故温性药物最多。寒性药物主要由两方面构成，一是具有清热解毒、凉血止血功效的药物，如黄芩、夏枯草、蛇莓、连翘、柴胡、羚羊角、牡丹皮、金荞麦、蒲公英、白花蛇舌草等；二是具有补阴、补血功效的药物，如天冬、白芍、生地黄、女贞子、旱莲草、桑椹、西洋参、麦冬、北沙参等。甘草、茯苓、太子参、黄精、首乌藤、山药、阿胶等均为平性。从四气的结果分析，提示先生治疗急性白血病化疗后寒温并用，总体药性较为平和的特点。

从五味统计结果来看，以甘味药占据主导位置，苦味药、辛味药次之。甘者，能补、能和、能缓，不少中医古籍描述，甘味能补益机体气血阴阳、缓解人体筋脉拘急之疼痛、调和诸药、减轻毒性等。现代药理研究发现，大部分甘味药物含有众多维持生命活动的基础营养物质，如糖类、脂肪、皂苷、维生素、氨基酸与蛋白质等，乃扶正之要药。苦者，能泄、能燥、能坚，多有攻邪之效，先生多用苦味药提示邪毒内蕴贯穿急性白血病全过程，在扶正补虚之时不忘祛邪解毒。辛者，能散、能行，辛味药多用，与先生常用解表药、行气药、活血药相关，"气为血帅，血为气母"，"瘀血不去，新血不生"，说明先生在运用补气、养血、滋阴、温阳等补益药物之时也十分重视行气活血，防治患者外感、热毒、痰湿、瘀血等标证，体现未病先防的中医思想。

从药物归经方面来看，以归脾经药物使用频率为最高，次之为肺经、肝经。使用的药物归脾经为最多，提示先生治疗化疗后的患者重视脾胃的健运，脾胃健运，则中焦枢纽气机流通，气血生化有源，正气得以恢复。同时，也与化疗药毒常引起胃肠道反应，岭南地区易患湿邪而多用健脾化湿药有关。至于肺者，先生多用补气药物，而补气药多与肺经相关，"肺者，相傅之官，治节出焉"，"肺朝百脉……气归于权衡"，人之生命的维持全赖于气，可见先生治疗化疗后的患者以扶助正气为第一要务。再论肝者，肝主疏泄、藏血，《血证论》云"……补血者，以补肝为要"，"食气入胃，全赖肝木之气以疏泄之，而水谷乃化"。肝与脾在水谷运化及血液化生，与肺在气机升降和气血运行方面存在着紧密的联系，与先生益气健脾、活血解毒的用药治法相符合。所以从归经来看，先生重视以脾为本，兼顾补肺调肝。

从统计结果对核心药物分析，先生最常使用的为黄芪、红景天、三七、竹节参、黄芩、莪术、灵芝、甘草、白术、夏枯草、蛇莓、天冬、茯苓、枳壳、鹿角粉、连翘。通过关联规则分析得出核心处方由黄芪、红景天、三七、竹节参、黄芩、莪术、灵芝这7味药构成。结合药物剂量统计可得，核心处方为：黄芪20～40g、红景天12g、三七5～10g、竹节参10g、黄芩5～10g、莪术10～20g、灵芝10～15g。

通过聚类分析，得到先生治疗急性白血病化疗后的新方共5个，分别是：①续断、补骨脂、红花、肉桂、肉豆蔻。②麦冬、五味子、黄精、牡蛎、浮小麦。③杏仁、龙脷叶、款冬花、北沙参。④桃仁、火麻仁、瓜蒌子、大黄。⑤牡丹皮、紫珠草、生地黄、红景天、黄芪、羚羊角、三七。

处方①中，补骨脂与肉豆蔻的组合为南宋医家许叔微记载的土治"脾肾虚弱，全不进食"之二神丸。续断有补肝肾、续筋骨、调血脉之效；肉桂可补火助阳、引火归原、活血通经；红花乃行血之要药，《药品化义》谓其"为血中气药，能泻而又能补"。回顾处方，此组合多见于中老年患者，有畏寒、四肢不温、行走乏力、食欲不振、大便稀溏、夜尿频多等脾肾阳虚的症状，体现了先生临床用药因人制宜、随症加减的思想。

处方②中，麦冬、五味子加上核心处方中的参类（竹节参、西洋参、太子参、党参）可组成出自《医学启源》之生脉散，配合补气养阴之黄精，收敛固涩之牡蛎、浮小麦，共同增强益气生津、敛阴止汗之效。回顾所收集的病例，患者多有动辄汗出、夜间盗汗的表现，先生认为此为患者化疗后体虚，肺气不足，表虚不固，腠理开泄所致，故以此新方治之。

处方③中，杏仁、龙脷叶、款冬花、北沙参均为理气宣肺、止咳化痰之药，北沙参还有养阴润肺之效。四药合用，可治新久之咳嗽。回顾收集的处方，此类患者均有肺部感染或上呼吸道感染病史，主要表现为反复咳嗽咳痰，或伴恶寒发热等症状，体现了先生衷中参西，病症结合，用药具有针对性。

处方④中，大黄为泻下药之主药，其荡涤肠胃之力最强，其势有"将军"之称；桃仁、火麻仁、瓜蒌子均为种子类中药，有润肠通便之效，可见此方四药合用以润肠通便为效。当先生使用此新方时，患者均有大便不通、便秘难解、数日不行之症。

处方⑤中有清热解毒、凉血止血之牡丹皮、紫珠草、生地黄、羚羊角、三七，又有益气扶正之红景天、黄芪，攻邪兼顾扶正，此新方有先生"凉血解毒汤"之韵味。先生衷中参西，结合其既往研究发现凉血解毒汤具有调节免疫的功效，对于化疗后骨髓恢复欠佳的患者，在补气养血、健脾补肾的治法下仍未取得明显疗效者，运用此新方以获稳症生血之效，促进骨髓造血逐渐恢复。

根据本研究结果来看，先生治疗急性白血病化疗后的基本治法为"益气健脾、活血解毒"，所用药味以甘温药为主，入脾、肺、肝经，多具有补益的功效。同时，也发现先生的治疗原则为扶正祛邪、固本澄源。扶正固本主要是补气养血、健脾补肾、调和脾胃，祛邪澄源主要是清热解毒、活血化瘀、攻坚散结。扶正者，我们发现，先生在益气之余并非养阴，而是以健脾为主，随症兼顾养阴、补血、温阳等。《素问·经脉别论》云"食气入胃，散精于肝，淫气于筋……浊气归心，淫精于脉……经气归于肺，肺朝百脉……饮入于胃，游溢精气，上输于脾。脾气散精，上归于肺……"脾居中央灌四旁，为五脏之枢纽，为气血生化之源、仓廪之官、后天之本，营血也是由脾脏所吸收的水谷精微化生而来。再者，岭南地区多湿热，患者常有脾虚或兼夹湿邪的表现，化疗药毒耗伤脏腑多首见脾胃，故重脾胃健运。又因脾升则健，喜燥恶湿，温煦脾土可助脾运化，故用药以温性为主；同时温性药物具有促进免疫、兴奋中枢、促进机体新陈代谢、改善营养状态、提高机体工作能力等作用，相得益彰。至于祛邪者，则以活血解毒为首，细分为活血化瘀、清热解毒、攻坚散结三法。先生指出，此均为针对化疗后微小残留病，期望尽可能灭杀残存的白血病细胞以防止复发。

三、基于数据挖掘分析梁冰中医辨治恶性淋巴瘤用药规律

目的：通过对先生门诊恶性淋巴瘤患者诊疗病历进行整理总结，对所用处方进行挖掘并归纳，得出先生中医辨治恶性淋巴瘤的用药规律，进而得出经验方、经验药对及新方法药，并结合现代药理学进行领悟解读，以求更好地传承名医临床辨治经验。

方法：依托梁冰名医工作室人力物力，收集 2009～2018

年在先生门诊就诊、确诊为恶性淋巴瘤并获得验效之病历资料475份，将处方、辨证、四诊等资料进行录入，利用名医传承辅助平台进行资料整理，最后针对用药进行频数统计、关联分析、聚类分析等，挖掘出先生治疗恶性淋巴瘤的用药规律。

成果：本研究共收集50例患者的475份病历资料，得到475首处方，共涉及230味药。对药物四气、五味、归经进行归纳分析：四气方面，寒药与温药使用次数相当，其中温药（36%）、寒药（38%），占主要部分；五味方面，苦味药（37%）所占比重最大，其次是甘味药（36%）、辛味药（21%）、酸味药（3%）；归经方面，脾经药物（19%）使用率最高，肺经药（17%）、肝经药（17%）、胃经药（12%）次之。药物分类结果表明，化痰祛湿类药（21%）占比最高，清热药（20%）、补虚药（16%）、解表药（9%）、活血化瘀药（8%）、理气药（7%）次之。挖掘结果显示先生辨治恶性淋巴瘤基础方为黄芪40g、黄芩10g、莪术20g、猫爪草20g、夏枯草20g、三七10g、红景天12g。

结论：通过对先生辨治恶性淋巴瘤的用药经验进行挖掘，可知其治疗原则为攻补兼施，以祛邪为主，佐以扶正，其中又以化痰逐瘀解毒为主要治法。

讨论：从四气方面进行分析，寒药与温药相当，温热药中温药较热药多用，寒凉药中寒药较凉药多用。具体分析来看，温性药物主要包括补益阳气的药物。寒性药物主要由两方面构成，一是具有清热解毒、化痰祛瘀功效的药物，如黄芩、莪术、猫爪草等；二是具有补阴、补血功效的药物。总体来说，治疗特点是以平性治之。

五味方面，苦味药所占比重最高，其次为甘味药、辛味药、酸味药，辛、苦药物过半。痰湿为湿邪，苦能燥湿，佐以辛散，效果更佳。甘味药多用于补益机体气血阴阳之虚损，缓解诸药之毒性。

对药物的归经进行统计，发现归脾经最多，次之为归肺经、肝经、胃经。肝经、脾经药物均居前位，提示先生注重对肝脾的调治，重视脾胃的健运。次之是肺经药物，主要代表补气理气药味，提示先生注重对气机的调理。

药物种类上，以化痰祛湿药最多，其次为清热药、补虚药、活血理气药，同样体现了先生在辨治恶性淋巴瘤时注重祛痰解毒。

数据挖掘的结果显示，其基本方由黄芪 40g、黄芩 10g、莪术 20g、猫爪草 20g、夏枯草 20g、三七 10g、红景天 12g 这 7 味药构成。

病机方面，先生认为淋巴瘤乃正气不足、肝脾不行，致邪毒侵犯，痰瘀毒交结留滞而发病。治疗上攻补兼施，以攻为主，佐以扶正固本。这与淋巴瘤患者痰瘤已成、易于复发、病程迁延难愈的特点有关，故逐邪之力不能减，贯彻始终，以防疾病复燃成炽。固本者，肝与脾也，肝不舒发则气滞血瘀，脾不健运则水湿四布不转，痰湿遂生。例如在气滞痰凝者的辨治中，重点体现了对肝脾的调理。除对因治疗外，先生亦注重益气养血，用药以黄芪、灵芝、三七、红景天、参类为主。这里可以看出先生以气血辨治为道，而阴阳、脏腑辨治次之。

在治疗上，数据挖掘的结果提示先生治疗淋巴瘤以祛痰、化瘀为大法，如基础方中以猫爪草、夏枯草、莪术、黄芩为核心用药。如痰邪重者，先生常加陈皮、茯苓、杏仁、石见穿、桔梗、款冬花、川贝母、龙脷叶、百部、瓜蒌子、牡荆子、枇杷叶、前胡等（主要体现在痰瘀互结证上），瘀血重者，则加鸡血藤、川芎、丹参、桃仁、五灵脂、自然铜、姜黄、水蛭、郁金等。所谓"气随血行"，先生又常佐以理气药，如枳壳、木香、川楝子、佛手、八月札、香附、甘松、乌药、枳实、大腹皮、橘核、青皮等。而毒盛者，先生则用黄连、山慈菇、玄参、半边莲、肿节风、白鲜皮、连翘、土茯苓、白花蛇舌草、蒲公英、板蓝根等，以加强祛邪之力。

通过聚类分析，得出先生治疗恶性淋巴瘤的新方共5个：①防风、牡蛎、浮小麦、地肤子、荆芥穗、白鲜皮等。②狗脊、茜草、桑椹、鹿角胶。③陈皮、柴胡、枳壳、三七、红景天、竹节参、灵芝。④补骨脂、炮姜、巴戟天、全蝎、肉豆蔻。⑤天竺黄、麻黄、杏仁。

处方①先生多用于淋巴瘤伴有明显肌表症状者，如皮肤瘙痒，以荆芥、防风疏风固表，以地肤子、白鲜皮清热解毒；如盗汗自汗，以防风、牡蛎、浮小麦等固表敛汗。

处方②乃先生针对血细胞低下之经验用药。狗脊性味苦甘温，乃补益肝肾之品，多配伍温阳补肾药如牛膝、杜仲、鹿角胶。桑椹补血滋阴，多配伍女贞子、墨旱莲（二至丸）以平补肝肾。桑椹搭配狗脊、鹿角胶，阴阳双补，填精益髓，血小板低下者加茜草以凉血、稳定血小板。

处方③乃先生用于调补气血的经验用药。对于气血亏虚、消瘦乏力者，先生用三七、红景天、竹节参、灵芝以益气养血，同时配伍理气药如柴胡、枳壳等，使得气旺血行，瘀去络通也。

处方④先生用于治疗阳气虚衰者。如肾虚泄泻、形寒肢冷、大便滑脱不禁、肠道菌群失调、甚至气不摄血，先生以炮姜温中散寒，以补骨脂、巴戟天温补肾阳，以肉豆蔻涩肠固脱。

至于处方⑤和⑥，除去核心药味，得到天竺黄、麻黄、杏仁的组合。对于肺热壅盛者，如肺部感染、气喘咳嗽、咳黄痰，先生"急则治其标"，以麻黄、杏仁宣肺平喘，以天竺黄、金荞麦、鱼腥草祛热痰。

中医介入辨治血液肿瘤，通常病证结合，期望获得增效减毒、提升缓解率及防止复发等效果。中医辨治联合现代治疗手段治疗恶性肿瘤是临床上的重要方法，具有积极意义。作为经验医学，名医经验传承是中医药研究的重要内容。本研究利用数据挖掘方法对先生治疗恶性淋巴瘤用药经验进行剖析挖掘，进而结合现代药理、中医基础理论进行阐述、发挥，以达传承，为临床治疗恶性淋巴瘤提供帮助和参考。

第八章　养生观念浅谈与血液病调理概述

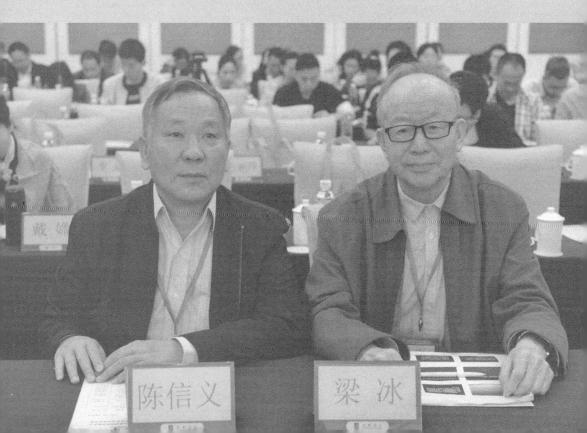

一、养生观念浅谈

先生推崇传统防病养生观念，经常向古人学习，以指导现代疾病的预防和调养，也有一些自己的思考和体会。

（一）古人预防思想

《素问·上古天真论》曰："虚邪贼风，避之有时，恬惔虚无，真气从之，精神内守，病安从来。"古人对待非其时而有其气，各种外来致病因素，提倡采取必要的防范措施，如冬时避寒、夏时避暑。同时，要心境宽广，不嫌人无，不恨人有。应保持身体元气充足，则反应灵敏，睡眠好，能吃能喝，二便正常，精神饱满。

（二）古人养生原则

《素问·上古天真论》曰："余闻上古之人，春秋皆度百岁，而动作不衰。"古人懂得养生的道理，掌握了养生方法，认为贵在阴阳调和。主要包括：饮食有节制，不过饥过饱，不过食肥甘厚味；起居有常，作息有规律；顺应四时养生，等等。

如今社会经济高速发展，健康事业也与时俱进，人们对于健康的追求不再限于疾病防治。如何做到更好的自我保健和调养，先生总结出了一些思路。

（三）中青年要强身健体，健康生活才有保障

中青年人上有老，下有小，工作节奏快，经济压力大，往往因劳成疾，甚至英年早逝，值得重点关注。作为社会发展的

中坚力量，中青年人需要加强身体锻炼，合理安排生活和工作，及时调整自我状态，在工作、生活和健康中寻找平衡。工作上应紧张而有序，要量力而行，不可急于求成。生活上要张弛有度，利用节假日和家人一起参加户外活动，尽量少熬夜，保持精力充沛。每工作2小时要起身活动，有助于提高工作效率，每天保证有不少于30分钟的有氧活动。

（四）良好的心理状态很关键

工作上获取报酬是应该的，但不要过分要求，财富何时为多？够用即可。回想曾国藩家书中的一句话，"万里长城今犹在，不见当年秦始皇"。古人说"高下不相慕，其民故曰朴"。对人当不嫌贫爱富，在大千世界，不如自己的人和比自己强的人很多，要保持良好的心态。中医学认为百病皆生于气，气滞就会有血瘀，导致各种郁证或血瘀证的出现，如冠心病、心绞痛。暴怒则伤肝，肝阳上亢，肝不藏血，则会诱发脑血管病。久郁还会出现各种消化道疾病，如胃炎、胃溃疡、肝病等。人在工作生活中都不会是一帆风顺的，更不是一马平川。当存在矛盾时，要相互理解，退一步海阔天空。

（五）饮食调养，吃出健康

合理膳食，三餐荤素搭配，力争早餐吃好、午餐吃饱、晚餐吃少，青菜水果不可少。忌情绪不好时进餐，以免导致胃肠病，更不要饥饱失常、无定时定量、暴饮暴食。不良嗜好要改，应戒烟限酒。可以在医生指导下，适当选择合适的药食同源之品进补。

梁冰 岭南血液病辨治经验

二、血液病调理概述

血液病患者往往免疫力低下，气血虚弱，尤其是治疗后，适当的调理十分关键。先生长期从事血液病的临床诊治，对于血液病患者的健康调理也深有体会和心得，以下简要进行介绍。

（一）日常起居方面

在血液病诊治过程中，长期化疗药、免疫抑制药物等的应用常引起患者肝肾功能异常、心功能下降、骨髓造血受抑制、血细胞减少等，需要格外注意，加强个人防范。因疾病本身特殊性，要求患者对日常生活行为进行防护。如在饮食、穿衣、活动、大小便方面均需保证卫生干净，一旦出现不适症状，需要及时就医。

（二）饮食方面

血液病患者多脾胃虚弱、气血亏虚或气阴不足，日常饮食忌生冷寒凉、辛热、肥甘厚腻，可适当食用健脾养胃之品，以营养丰富而均衡、易消化的食物为主，主张少食多餐，忌暴饮暴食，保持大便通畅。如出现恶心、呕吐、腹痛、腹胀、腹泻等症状，可使用中药封包热敷或摩腹来促进胃肠功能恢复，并在医生指导下合理使用健脾开胃中药调理。

饮食调理是最容易为患者及家属所接受的，总体而言，早餐要吃好、中餐要吃饱、晚餐尽量少。以下为梁教授总结的调养及食疗方，供患者及家属参考使用。

1. 有发热倾向者

如粒细胞缺乏、急性白血病或发热、出血明显的患者，宜用益气养阴之品，要慎食温补的食物及羊肉、虾、蟹等发物，以下食疗方有助于凉血养阴。

（1）二鲜饮　鲜茅根150g（切碎），鲜藕200g（切片），煮汁常饮，每日1次，有凉血养阴、消瘀止血之功。

（2）藕柏饮　生藕节500g，侧柏叶100g，捣烂取汁，加温开水服用，每日1次，有凉血化瘀、收敛止血之功。

（3）茜草花生饮　茜草根30g，花生100g，同煮饮用，每日1次。实验研究认为花生衣可减少出血，有凉血止血的作用。

（4）黄芪银耳汤　黄芪9g，银耳12g，加水300mL，文火煮1小时，加冰糖适量，每日服用1次，治疗气阴虚而口干、盗汗、失眠者。

（5）百合粥　干百合30g（或鲜百合60g），粳米60g，加水1000mL，文火煮1小时，适温后食粥，治疗肺阴虚而久嗽、无痰、舌红、少苔者。

2. 疲倦、乏力者

如慢性再障、慢性白细胞减少及淋巴瘤、骨髓瘤等患者，或伴贫血、骨痛者，应进食补益脾、肾、血、气、阴之品。

（1）黑木耳红枣粥　黑木耳30g，红枣20g，粳米100g。黑木耳水发后撕成小块，红枣沸水泡洗后去核切丁，加红糖渍20分钟，黑木耳与粳米同煮成粥，调入枣丁、红糖，再煮20分钟，作为早晚餐或点心服用，可益气、滋阴、养血。

（2）枸杞羊骨粥　枸杞子15g，羊骨250g，黑豆30g，大枣 10 枚，粳米 50～100g。将羊骨敲碎，与枸杞子、黑豆、大枣、粳米同入砂锅内加水煮，调味食用。隔日 1 次，长期服用可益气养阴、滋补肝肾。

（3）当归生姜羊肉汤　当归 18g，生姜 30g，羊肉 250g，以水 1500mL，煮取 600mL，1 日分 3 次服。本方出自《金匮要略》，现代研究表明有补血益气作用，能促进造血功能的恢复，适宜阳虚的再生障碍性贫血患者，尤其是女性。

（4）参芪乌鸡　党参 15g，黄芪 15g，乌鸡 1 只（去内脏）。党参、黄芪塞入乌鸡内，炖熟则成。《本草通玄》谓乌鸡"补阴退热"，《本草纲目》认为乌鸡"补虚劳羸弱"，合参、芪则具益气养阴之功。

3. 痞块积聚者

如淋巴瘤等出现肝脾肿大，骨髓增殖性疾病血细胞明显增多，可用作食疗的有杏仁、桃仁、蛤、山楂、龟甲、鳖肉、牡蛎、核桃、泥鳅等。

当然，以上食疗方并非奇效专方，我们应该遵循《内经》"五谷为养，五果为助，五畜为益，五菜为充"的指导，平时饮食多样化，并做到起居有常，劳逸有度，情志有节，则健康可期。

（三）精神方面

血液病病程漫长，反复发作，部分治疗难度大，预后欠佳，在诊治过程中，患者难免会产生焦虑、抑郁等心理。因此，积极引导患者保持稳定、健康的情绪，对疾病的康复十分重要。如应避免忧思、恼怒等不良精神状态，保持心情舒畅；

积极沟通，帮助并鼓励其配合治疗，保持良好、平和心态；疏导患者讲出内心忧虑，加倍关爱照顾，尽量缓和其精神压力，帮助正视现实，摆脱恐惧，增强抗病信心，等等。

（四）运动方面

大多数血液病患者免疫力低下，常表现为倦怠乏力、畏寒、易于外感等，因此在病情稳定后，可进行适当运动锻炼，如散步、打太极拳、做八段锦等，应避免剧烈的、长时间的运动，以免加重病情。